NAÇÃO TARJA PRETA

Dra. Anna Lembke

NAÇÃO TARJA PRETA

O que há por trás da **conduta** dos **médicos**, da **dependência** dos **pacientes** e da **atuação** da **indústria farmacêutica**

TRADUÇÃO
Luis Reyes Gil

1ª reimpressão

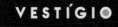

Copyright © 2016 Johns Hopkins University Press
Copyright desta edição © 2023 Editora Vestígio

Título original: *Drug Dealer, MD: How Doctors Were Duped, Patients Got Hooked, and Why It's So Hard to Stop*

Publicado mediante acordo com a Johns Hopkins University Press, Baltimore, Maryland.

Todos os direitos reservados pela Editora Vestígio. Nenhuma parte desta publicação poderá ser reproduzida, seja por meios mecânicos, eletrônicos, seja via cópia xerográfica, sem a autorização prévia da Editora.

DIREÇÃO EDITORIAL
Arnaud Vin

EDITORA RESPONSÁVEL
Bia Nunes de Sousa

PREPARAÇÃO DE TEXTO
Claudia Vilas Gomes

REVISÃO
Samira Vilela

CAPA
Diogo Droschi
(sobre imagem de Shutterstock)

DIAGRAMAÇÃO
Guilherme Fagundes
Waldênia Avarenga

Dados Internacionais de Catalogação na Publicação (CIP)
Câmara Brasileira do Livro, SP, Brasil

Lembke, Anna
  Nação tarja preta : o que há por trás da conduta dos médicos, da dependência dos pacientes e da atuação da indústria farmacêutica / Anna Lembke ; tradução Luis Reyes Gil. -- 1. ed. ; 1. reimp. -- São Paulo : Vestígio, 2023.

  Título original: Drug Dealer, MD : How Doctors Were Duped, Patients Got Hooked, and Why It's So Hard to Stop
  Bibliografia.
  ISBN 978-65-6002-010-8

  1. Abuso de substâncias 2. Analgésicos 3. Drogas - Aspectos psicológicos 4. Médico e paciente 5. Opioides 6. Relação médico-paciente 7. Saúde pública - Aspectos sociais 8. Toxicomania I. Título.

23-159230   CDD-362.1

Índices para catálogo sistemático:
1. Drogas : Abuso : Problemas sociais : Saúde pública   362.1
Tábata Alves da Silva - Bibliotecária - CRB-8/9253

A **VESTÍGIO** É UMA EDITORA DO **GRUPO AUTÊNTICA**

São Paulo
Av. Paulista, 2.073 . Conjunto Nacional
Horsa I . Sala 309 . Bela Vista
01311-940 São Paulo . SP
Tel.: (55 11) 3034 4468

Belo Horizonte
Rua Carlos Turner, 420
Silveira . 31140-520
Belo Horizonte . MG
Tel.: (55 31) 3465 4500

www.editoravestigio.com.br
SAC: atendimentoleitor@grupoautentica.com.br

A todos os pacientes que se tornaram dependentes de medicações prescritas, a seus entes queridos e a todos os médicos que entraram na medicina para fazer o bem, mas se sentem aprisionados em um sistema que deu errado.

9	**Nota sobre a terminologia**
11	**Prefácio à edição brasileira**
17	**Prólogo**

25   Capítulo 1 – O que é adicção: quem corre riscos e como as pessoas se recuperam

37   Capítulo 2 – Drogas prescritas: a nova porta de entrada para a dependência

55   Capítulo 3 – A dor é perigosa, a diferença é uma psicopatologia: o papel da narrativa nas doenças

71   Capítulo 4 – As Big Pharma e a medicina padrão: cooptando a ciência médica para promover a ingestão de comprimidos

91   Capítulo 5 – O paciente que procura droga: fingimento *versus* cérebro sequestrado

109   Capítulo 6 – O paciente profissional: a doença como identidade e o direito de ser compensado

125   Capítulo 7 – O médico compassivo, a ferida narcísica e a defesa primitiva

139   Capítulo 8 – Fábricas de comprimidos e a Toyotização da medicina

157   Capítulo 9 – Adicção: a doença que os planos de saúde ainda não pagam para os médicos tratarem

177   Capítulo 10 – Interrompendo o ciclo de prescrição compulsiva

187   **Agradecimentos**

189   **Notas**

NOTA SOBRE A TERMINOLOGIA

A TERMINOLOGIA PARA NOS REFERIRMOS A PESSOAS que fazem uso de drogas e se tornam dependentes está sempre mudando. Há uma consciência cada vez maior, em especial entre provedores de tratamentos, de que a linguagem usada normalmente para descrever a dependência estigmatiza as pessoas envolvidas. Por exemplo, chamar alguém que está em recuperação de "limpo", o que implica que antes estivesse "sujo"; ou referir-se ao uso de alguma droga que crie dependência como "abuso de droga", o que traz à mente imagens de outras formas de abuso, como abuso infantil; ou referir-se ao indivíduo dependente como "bêbado" ou "drogado".

Ao longo deste livro, tentei evitar linguagem estigmatizante e favorecer termos mais neutros, como "uso", "mau uso", "superuso", "uso aditivo" e "dependência". Não obstante, termos como "viciado", "bêbado" e "drogado" acabam aparecendo quando os próprios pacientes usam tais palavras para descrever seu comportamento e suas experiências. De fato, na comunidade dos doze passos de autoajuda (Alcoólicos Anônimos, Narcóticos Anônimos etc.), seus membros muitas vezes se referem a si mesmos como "dependentes de drogas alcoólicas". Meu uso desses termos, portanto, não tem a intenção de ser pejorativo, e sim de captar a linguagem e a experiência de indivíduos dependentes de drogas. ■

PREFÁCIO À EDIÇÃO BRASILEIRA

QUERIDOS LEITORES BRASILEIROS,

Escrevi este livro em resposta à epidemia de opioides dos Estados Unidos, que causou lesões ou levou à morte centenas de milhares de norte-americanos, vítimas de opioides produzidos e promovidos pela indústria farmacêutica e prescritos por médicos. Meu objetivo foi desmascarar as forças invisíveis dentro e fora da medicina que levam à prescrição exagerada. Coloquei foco nos médicos bem-intencionados que abraçaram a medicina para fazer o bem, mas viram-se causando danos inadvertidamente, e nos pacientes que confiaram na ajuda de seus médicos e acabaram dependentes de uma droga cujo consumo não conseguiram controlar. Minha esperança foi alertar os responsáveis pelas políticas públicas dos Estados Unidos e, ao mesmo tempo, advertir outros países sobre os equívocos que cometemos, para que possam evitá-los no futuro.

Infelizmente, desde que o livro foi publicado, as overdoses de drogas nos Estados Unidos aumentaram, chegando a 100 mil em 2022, e a principal causa agora é o fentanil ilícito.

Mas há boas notícias também. A prescrição de opioides diminuiu 40% no país desde seu pico por volta de 2011, o que inclui uma diminuição de 6,9% a partir de 2019 e 2020. Em paralelo, com a diminuição na prescrição de opioides, temos visto uma acentuada diminuição nas overdoses de drogas envolvendo opioides prescritos. Em outras palavras, as pessoas ainda morrem de overdose de opioides, mas a principal causa de mortalidade por opioides não são mais os médicos.

Ao mesmo tempo, um movimento da medicina em favor da *cannabis* e dos psicodélicos ganhou grande impulso nos Estados Unidos. Vemos regularmente adolescentes que fumam ou inalam vapor de extrato de *cannabis* de alta potência todos os dias para tratar ansiedade, insônia, depressão e dor, e usam psicodélicos como o LSD e a psilocibina para buscar um "despertar espiritual". Não há evidência confiável de que *cannabis* ou psicodélicos atuem para tratar transtornos de saúde mental como depressão ou ansiedade, em especial a longo prazo, mas isso não tem impedido que fontes noticiosas da grande mídia as exaltem como drogas maravilhosas para resolver as crises de saúde mental de nossos jovens.

O Brasil está num momento preocupante em relação à prescrição de opioides e psicotrópicos. O país mostra os primeiros sinais de excesso, mas que não chegam a ponto de torná-lo irreversível. O Brasil, historicamente, tem acesso limitado a opioides prescritos mesmo para aqueles que sofrem com dor severa e dores terminais.

Evidências recentes sugerem que a tendência pode ser revertida, em especial no caso de certos opioides. A venda de opioides prescritos aumentou 465% no Brasil entre 2009 e 2015, assim como os investimentos no marketing de medicamentos relacionados a opioides prescritos.[1] Os maiores aumentos foram vistos em relação à codeína, um opioide de baixa potência, e à oxicodona e ao fentanil, que são de alta potência.

É difícil a essa altura dizer se esse aumento está atendendo à necessidade médica de controle da dor ou se representa um suprimento excessivo. Mas aumentos acentuados na prescrição observados em períodos curtos de tempo e coincidentes com um marketing mais intensivo, ainda mais de opioides de alta potência, sugerem a necessidade de ter cautela.

Os opioides não são o único problema. Sedativos como o clonazepam e estimulantes como o metilfenidato são prescritos em excesso nos Estados Unidos, assim como antidepressivos, antipsicóticos e estabilizadores de humor. O Brasil pode não estar muito longe disso.

O clonazepam, uma benzodiazepina sedativa usada para controlar ansiedade e insônia, é uma das drogas psicotrópicas mais prescritas no Brasil, e os maiores índices de prescrição são para mulheres, doentes mentais e pobres. A prescrição do clonazepam aumentou no Brasil durante a pandemia da covid-19, acelerando uma tendência pré-pandêmica.[2] Sabemos que, quanto mais tempo os pacientes ficam nas benzodiazepinas, maior a probabilidade de sofrerem consequências adversas, como quedas, declínio cognitivo e adicção.

Além disso, o Brasil está entre os maiores consumidores de medicamentos para perda de peso,[3] incluindo drogas que contêm anfetamina, um estimulante altamente aditivo. O Supremo Tribunal Federal tem aprovado legislação para tentar coibir o consumo de drogas baseadas em anfetaminas, mas o impacto dessa legislação ainda é incerto.[4] Por fim, a prescrição de antidepressivos tem aumentado no Brasil na última década, como tem ocorrido também nos Estados Unidos e em outros países desenvolvidos.[5]

A questão é que os Estados Unidos, o Brasil e vários países do mundo estão cada vez mais confiando em um comprimido para lidar com o sofrimento humano, sem avaliar os custos a longo prazo ou cogitar que os comprimidos que aliviam a dor a curto prazo têm a possibilidade de torná-la pior com o tempo.

São muitos os fatores que contribuem para esta tendência.

Em primeiro lugar, temos as expectativas culturais em torno da dor. Hoje em dia, as pessoas alimentam cada vez mais a ideia de que a vida precisa ser isenta de dor; experimentar dor, seja de que tipo for, indicaria que há algo de errado conosco e com a nossa vida. Além disso, como grande parte da vida moderna tornou-se medicalizada e patologizada, os médicos estão cada vez mais incumbidos da tarefa de eliminar a dor; quando se mostram incapazes disso, são vistos como maus médicos.

Em segundo lugar, nossos sistemas de assistência médica estão no limite. De um lado, espera-se que os médicos atendam mais pacientes durante sua jornada de trabalho do que uma pessoa é capaz de sustentar ao longo de sua carreira profissional. De outro, os pacientes têm que aguardar meses para serem atendidos, mesmo para condições mais sérias, que podem se agravar com o tempo. Nesse contexto, os médicos desesperados prescrevem comprimidos, porque agem mais rápido e propiciam conforto imediato, já que o tratamento mais lento (e que traria uma cura real) ou não está coberto pelo sistema ou não faz parte dos recursos que os médicos podem solicitar e/ou que os pacientes têm condições de pagar.

Em terceiro lugar, remédios, em especial pílulas e comprimidos, são um grande negócio. A indústria farmacêutica, que agora segue a mesma cartilha de marketing que a indústria do bem-estar, promove esses medicamentos como o caminho para uma vida mais saudável e feliz para pessoas de todas as idades e condições. Só que, quase sempre, ela é indiferente aos riscos subjacentes de um alívio a curto prazo para problemas de longo prazo, incluindo aí graves problemas sociais.

O fato de ao redor do mundo serem prescritos mais psicotrópicos a pessoas que vivem na pobreza indica que estamos usando substâncias químicas para acalmar as massas, em vez de fazer as mudanças sociais tão necessárias.

O Brasil pode aprender com os erros que os Estados Unidos cometeram se conseguir regular e rastrear a produção, o transporte e a venda em farmácia de opioides prescritos e de outros produtos farmacêuticos aditivos e mortíferos, além de educar os prescritores e pacientes a respeito dos riscos, dos benefícios e das alternativas, incluindo os riscos de adicção e morte. O Brasil pode tomar medidas para limitar a parceria entre o setor farmacêutico e a tomada de decisões médicas. Sabemos que, quanto maior a influência e o contato que a indústria farmacêutica tem com os médicos, mesmo

14 | NAÇÃO TARJA PRETA

em encontros breves, maior a probabilidade de os médicos prescreverem essas drogas. O Brasil pode também trabalhar para tornar as intervenções não farmacológicas mais acessíveis e de custo mais baixo para todos os brasileiros, em especial no que se refere à dor crônica e a transtornos de saúde mental, que podem reagir melhor a estratégias não farmacológicas no longo curso. Esses são aspectos da medicina nos quais os Estados Unidos continuam trabalhando. O progresso é lento, mas está acontecendo.

Espero que ao ler este livro vocês tenham um panorama melhor daquilo que leva ao excesso na prescrição, assim como daquilo que nós, como indivíduos e como sociedade, podemos fazer a respeito.

Um abraço,
Dra. Anna Lembke

PRÓLOGO

DEPOIS DE CONCLUIR A FACULDADE DE MEDICINA EM 1995, de fazer residência em psiquiatria e conseguir uma bolsa de estudos em transtornos do humor (um período de aprendizagem posterior à formação na faculdade de medicina), finalmente eu estava pronta, após quase dez anos de treinamento médico, para tratar pacientes. Enquanto montava minha clínica no centro médico acadêmico que havia me contratado, informei os coordenadores da admissão (que checam questões como plano de saúde, fazem uma breve avaliação psiquiátrica por telefone e promovem a triagem e o encaminhamento dos pacientes para a clínica mais apropriada) que não cuidaria de nenhum dependente de drogas ou álcool.

Minha relutância naqueles dias em tratar de pacientes com problemas de uso de substâncias[*] era consistente com meu treinamento. Na faculdade, não recebera nenhum ensinamento de medicina sobre tratamento de dependência, e tivera pouca instrução sobre dependência mesmo durante minha residência em

---

[*] "Substância" é o termo médico geralmente usado para qualquer aditivo químico. "Transtorno por uso de substância" é o termo para adicção encontrado no *Manual Diagnóstico e Estatístico de Transtornos Mentais* da Associação Norte-Americana de Psiquiatria.

psiquiatria. Fui levada a acreditar que a adicção não é um transtorno médico e, portanto, não é tratável no sentido tradicional. Meus professores nunca mencionaram a farmacoterapia e as intervenções comportamentais existentes para transtornos de uso de substâncias. Não adquiri nenhuma aptidão que me habilitasse a conversar com pacientes sobre a questão muitas vezes espinhosa do uso de substâncias prejudiciais. Mencionei a Alcoólicos Anônimos, mas, excetuando uma vez em que fui incentivada a observar uma reunião do AA como convidada, não recebi nenhuma instrução sobre como o AA poderia ser útil para os pacientes.

Logo descobri que, apesar do meu esforço para evitar tratar pacientes com problemas de uso de substâncias, muitos dos meus pacientes estavam fazendo mau uso ou então eram dependentes de uma variedade de substâncias. De acordo com enquetes nacionais, 75% dos pacientes com doença mental enfrentam problemas relacionados a drogas e/ou ao álcool.[1] Tomei conhecimento do uso de substâncias por meus pacientes, mas não foi graças a alguma competência clínica ou um discernimento da minha parte. Ao contrário, na década de 1990 eu raramente perguntava a meus pacientes a respeito do uso de drogas ou álcool. No caso de uma paciente específica, vim a descobrir após uma ligação desesperada de um familiar, mais ou menos nos seguintes termos: "Holly sofreu um acidente de carro, ela capotou. Você não sabia que ela se injeta heroína todo dia?!". Não, de fato não sabia, fui obrigada a admitir. Apesar de ser a psiquiatra dela, simplesmente não passara pela minha cabeça perguntar.

No final da década de 1990, percebi que tinha duas opções: poderia continuar ignorando os problemas do uso de drogas de meus pacientes ou poderia descobrir uma maneira de focar nisso e tratar da adicção. Movida pela necessidade, escolhi a segunda opção. Para mim, foi ficando cada vez mais claro que só assim meus pacientes melhorariam. Então iniciei um período de reeducação. Pelos dez anos seguintes, com orientação de colegas maravilhosos, já versados no tratamento da adicção, e com o discernimento (e às vezes a falta dele) de meus pacientes – que provaram ser os melhores mestres de todos –, aprendi o que é a adicção, como tratá-la e como intervir para ajudar pacientes que se debatem com ela. Por definição, virei a pessoa do meu departamento a ser procurada em casos de pacientes com transtornos por uso de substâncias. Além da dependência de álcool, tabaco e maconha, vi um número crescente de pacientes dependentes de drogas prescritas.

A maioria dos meus pacientes que fazia uso incorreto de drogas prescritas *não* obtinha essas drogas através de um traficante, mas sim de um médico. Às vezes era eu a prescritora, sem ter clareza disso. Adquiri uma noção mais completa da extensão do problema em 2011, quando me pediram para visitar uma paciente internada no hospital por severa dor lombar. Meus colegas consultaram-me para determinar se a paciente era dependente de opioides.[*]

Segundo os registros médicos dessa paciente, a história dela era marcada pela clássica espiral descendente de uma vida devastada por drogas, incluindo perda de empregos, amigos, família e uma recente overdose de opioide, quase fatal. Nos meses precedentes à internação, ela obtivera e supostamente ingerira mais de 1.200 diferentes comprimidos de opioides, prescritos por dezesseis médicos diferentes.

Fui ver a paciente. Antes mesmo de conhecê-la, já podia ouvi-la, com seus pedidos de mais analgésicos ricocheteando pelas paredes do corredor do hospital. O pessoal da enfermagem

---

[*] Opioides são potentes analgésicos usados há séculos para aliviar a dor. Agem ligando-se aos receptores de opioides no cérebro e bloqueando os sinais de dor. Temos tais receptores em nosso cérebro porque produzimos nossos próprios opioides, chamados endorfinas, para bloquear a dor. As endorfinas funcionam apenas alguns minutos por vez, enquanto analgésicos recém-sintetizados, como OxyContin (oxicodona), têm ação por várias horas e se ligam ao receptor opioide com mais intensidade. Derivados da planta da papoula, como o ópio, muitos dos opioides atuais são sintetizados ou parcialmente sintetizados em laboratório. Ao mudar a composição química dos opioides que ocorrem naturalmente, os cientistas trabalham para criar opioides novos e melhores para tratar da dor. Seus esforços têm sido movidos pela meta de criar um opioide que atue sobre a dor sem criar dependência. Esses esforços têm obtido resultados variáveis.

zanzava diante da porta do quarto com medo de entrar e com uma expressão de pânico nos olhos. Quando entrei, a paciente viu meu jaleco branco e pareceu aliviada. Ela mergulhou em sua história de dor insuportável. Também admitiu abertamente ser adicta de opioides de qualquer tipo, de analgésicos prescritos a heroína intravenosa. Mas para ela isso não representava um obstáculo para obter mais medicação contra a dor: "Sei que sou dependente, doutora, mas se não me der os comprimidos que eu quero, vou processá-la por me deixar sofrer dor".

Percebi então que nós – eu e meus colegas provedores de cuidados médicos – estávamos aprisionados em um sistema que havia enlouquecido. Éramos incapazes de negar a essa paciente, obviamente adicta, mais analgésicos opioides, mesmo sabendo do mal que esses medicamentos estavam causando. Recomendei que meus colegas fossem descontinuando aos poucos os analgésicos opioides e a encaminhassem ao tratamento de adicção. Nenhuma das minhas recomendações foi seguida, e analgésicos opioides de alta dosagem continuaram a ser administrados durante toda a estadia dela no hospital. Quando, um mês depois, ela foi encaminhada ao hospital de novo, com as mesmas queixas de dor, recebeu o mesmo tratamento. Estávamos todos presos a um carrossel, sentindo-nos impotentes para detê-lo.

▶ Uma epidemia de prescrição de drogas

Os cuidados com essa paciente não foram uma aberração. O caso dela era emblemático de um novo normal. Em 1º de novembro de 2011, o Centro para Prevenção e Controle de Doenças (CDC, na sigla em inglês), órgão do governo responsável por proteger os norte-americanos de grandes ameaças à saúde, declarou estar em curso uma "epidemia de prescrição de drogas". E o CDC era inequívoco a respeito do que havia causado essa epidemia: "analgésicos opioides e drogas psicoterapêuticas sendo prescritos mais amplamente pelos médicos".[2] Nos Estados Unidos, foram documentadas em 1999 cerca de 4 mil mortes envolvendo analgésicos opioides,[3] que aumentaram para 16.235 em 2013,[4] isto é, quadruplicaram em pouco mais de uma década. A combinação de analgésicos opioides e benzodiazepinas sedativas (por exemplo, Valium) tem contribuído para um número elevado de mortes por overdose.[5, 6]

As vendas no varejo, em farmácias, de analgésicos opioides obtidos por meio de prescrição médica quadruplicaram entre 1999 e 2010,[7] coincidindo com a quadruplicação das mortes relacionadas com opioides prescritos. Os prescritores assinaram em 2012 receitas de analgésicos opioides suficientes para medicar todos os norte-americanos adultos o dia inteiro por um mês. Igualmente alarmante tem sido o aumento na prescrição de estimulantes (por exemplo, Adderall) e sedativos (por exemplo, Xanax) ao longo das três últimas décadas.

Por volta de 2010, pela primeira vez na história, intoxicações não intencionais por drogas foram a principal causa de morte por lesões nos Estados Unidos, superando as mortes por acidentes de carro.[8] O número total de mortes por overdose de opioides prescritos entre 1999 e 2013 foi superior a 175 mil. Foi um flagelo indiscriminado, que perpassou todos os limites geográficos e raciais, com os maiores aumentos entre brancos de classe média moradores de áreas não urbanas.[9]

▶ Medicamentos prescritos controlados

Os medicamentos que apresentam maior risco em razão de possível mau uso, superuso e adicção são os medicamentos controlados.

A agência reguladora Food and Drug Administration (FDA), operando nos termos da Lei de Substâncias Controladas, organizou um subconjunto de drogas prescritas em uma categoria chamada de "medicamentos controlados". Medicamentos controlados são drogas com potencial de gerar adicção e/ou dependência fisiológica. A FDA delineou um sistema de graduação de um a cinco dos medicamentos controlados, no qual as drogas controladas I são as que criam maior adicção e as controladas V, as menos aditivas. Todas as drogas nos controles II a V são vistas como benefícios médicos em algumas situações e podem ser prescritas por um médico com uma licença especial. As drogas controladas I, segundo a classificação federal, não geram benefícios médicos e, portanto, não podem ser prescritas por um médico sob nenhuma circunstância.

Exemplos de drogas controladas I são heroína, dietilamida do ácido lisérgico (LSD), 3,4-metilenodioximetanfetamina ("Ecstasy") e maconha (sim, isso mesmo). Apesar da classificação federal da maconha como droga controlada I, ela está amplamente disponível em mais de vinte estados por meio de clínicas médicas de canabinoides, o que coloca as regulamentações federal e estadual em oposição direta.

Entre as drogas controladas II está a maioria dos analgésicos opioides. Em geral, os médicos não podem prescrever mais do que a quantidade suficiente para um mês por vez, e não são permitidos refis. Entre os exemplos estão morfina, ópio, codeína, hidrocodona (Vicodin), hidromorfona (Dilaudid), metadona (Dolophine), meperidina (Demerol), oxicodona (OxyContin, Percocet) e fentanil (Sublimaze, Durogesic). Vicodin e produtos similares foram reclassificados de controlados III para controlados II a partir da Lei de Prescrição Segura de 2013, em reconhecimento ao disseminado mau uso de Vicodin nas décadas de 1990 e 2000.

Estimulantes, que também são considerados altamente aditivos, estão nos controlados II. São mais usados para tratar do transtorno do déficit de atenção e hiperatividade (TDAH) e incluem anfetaminas (Dexedrine, Adderall) e metilfenidatos (Ritalina).

Os controlados III incluem buprenorfina (Suboxone), quetamina e esteroides anabólicos como Depo-Testosterona. Os médicos podem prover refis limitados desses medicamentos com uma receita, ao contrário do que ocorre com as drogas controladas II.

Entre as drogas controladas IV está o importante subgrupo dos sedativo-hipnóticos, assim chamados em razão de seu uso no tratamento da ansiedade e da insônia. Benzodiazepinas são uma classe de medicamento dentro dos sedativo-hipnóticos, e incluem, mas não se limitam, a alprazolam (Xanax), clonazepam (Rivotril), diazepam (Valium), lorazepam (Ativan), midazolam (Versed) e temazepam (Restoril). Exemplos de outras drogas controladas IV são carisoprodol (Soma) e zolpidem (Ambien).

As drogas controladas V consistem basicamente de preparados com limitadas quantidades de opioides. Exemplos de drogas controladas V são as fórmulas com não mais que 200 mg de codeína por 100 ml (Robitussin AC, Fenergan e Codein).

A maioria dos medicamentos prescritos continua classificada como não controlados, porque se considera que não criam dependência. No entanto, uma droga não controlada pode passar a ser controlada se, ao longo do tempo, seu potencial de adicção vier à luz. Esse foi o caso do tramadol, um analgésico de ação central, aprovado como droga não controlada para uso nos Estados Unidos em 1995 sob o nome Ultram. A Rede de Alerta sobre Abuso de Drogas (Drug Abuse Warning Network, DAWN), um sistema de vigilância operado em nível federal que monitora tendências de visitas a centros de emergência relacionadas a drogas, reportou um aumento de 165% (mais de 12 mil casos) de relatos de uso de tramadol de 1995 a 2002.[10] Em 2014, o órgão da Polícia Federal dos Estados Unidos responsável pela apreensão de drogas (Drug Enforcement Agency, DEA) reclassificou o tramadol como medicamento controlado IV,[11] comunicando com isso seu potencial aditivo a médicos e consumidores. O tramadol, quando ingerido da primeira vez, tem propriedades analgésicas opioides limitadas, mas é metabolizado rapidamente pelo corpo em um analgésico opioide mais potente que, portanto, cria dependência.

▸ Uma rede emaranhada

Este livro é uma tentativa de compreender como médicos bem-intencionados em toda a América do Norte – a maioria dos quais se tornou médico para salvar vidas e aliviar sofrimentos – acabaram prescrevendo comprimidos que estão matando seus pacientes, e como seus pacientes, procurando tratamento para doenças e lesões, acabaram dependentes dos próprios comprimidos prescritos para salvá-los. Mais importante ainda, por que continuamos prescrevendo e consumindo essas drogas perigosas, mesmo sabendo disso?

Ao escrever este livro, apoiei-me em meus vinte anos de experiência clínica, atendendo pacientes como psiquiatra e especialista em medicina da adicção. Também realizei entrevistas por todo o país com médicos, enfermeiros, farmacêuticos, assistentes sociais, gestores de hospitais, executivos de companhias de seguros médicos, jornalistas, economistas e advogados, além de pacientes e suas famílias.

Os capítulos a seguir estão estruturados em torno da história do meu paciente Jim. A história de Jim engloba a enormidade e a complexidade do problema da prescrição de drogas. Abrange o período antes e depois de um grande cerco à prescrição de analgésicos opioides, refletindo como algumas de nossas tentativas de lidar com essa epidemia conseguiram ajudar, enquanto outras têm levado a novos problemas. As histórias de outros pacientes – Justin, Karen, Sally, Macy e Diana – são intercaladas ao longo do livro, com níveis variados de profundidade e detalhe, pois considero que são digressões úteis para ilustrar ou elaborar certos aspectos da epidemia de prescrição de drogas. As histórias são verdadeiras; apenas os nomes foram mudados. Meus pacientes deram-me permissão de compartilhá-las com você.

O que tenho descoberto no decorrer de meu trabalho é que os médicos e seus pacientes estão aprisionados em uma rede que não foi construída inteiramente por eles, e que forças além de seu controle os impeliram a se exceder na prescrição e no consumo de drogas prescritas. Apenas ao separar os fios dessa rede é que poderemos desemaranhá-la e encontrar uma saída. ■

CAPÍTULO 1 ————————————————————

O que é adicção
Quem corre riscos e como
as pessoas se recuperam

NASCIDO EM 1952 NA ENSOLARADA CALIFÓRNIA, Jim aprendeu a beber com o pai, um homem que tomava "três martínis no almoço" e que preferia que sua bebida fosse servida pura, de uma garrafona de bourbon Old Grand-Dad. Jim se lembra dessa garrafa, que era maior que a garrafa de uísque normal e tinha a foto de um velho e bem-apessoado pescador no rótulo, com uma vara no colo, um copo de uísque erguido na mão e um leve indício de malícia nos olhos sorridentes.

Os pais de Jim eram donos de uma empresa de táxis em São Francisco. A mãe cuidava do caixa, administrava as corridas, as tarifas, mantinha a contabilidade. O trabalho do pai? Ir almoçar. O pai de Jim vestia terno e gravata toda manhã e ia encontrar os "meninos" no bar local. Jim acredita que essa divisão de trabalho combinava com os pais dele. O pai era alguém que "gostava que cuidassem dele" e tinha um talento especial para encontrar pessoas que curtiam fazer exatamente isso.

Quando Jim tinha 14 anos, o pai começou a levá-lo de vez em quando para o almoço, e Jim se sentava em um banquinho alto e ficava ouvindo a conversa dos mais velhos. Ele também tinha o seu drinque. Ainda não conseguia "virar" três martínis, mas bebia um ao longo da tarde. O pai era o herói de Jim, anos antes que a palavra "alcoólico" fizesse parte do seu vocabulário e décadas antes de Jim entender que era o que o pai havia sido.

Depois do ensino médio, Jim frequentou a Escola de Tecnologia Lincoln, onde aprendeu tudo sobre reparos automotivos. Ao se formar, o pai ajudou-o a montar uma oficina. Era a década de 1970, e a consciência sobre os gases do efeito estufa começava a ganhar corpo na Califórnia. Jim calculou que o teste de poluição atmosférica teria grande demanda na Bay Area, então decidiu fazer o exame e obter a licença para a realização desse teste de controle. Estudou muito para obter essa certificação e, quando soube da aprovação, o pai foi a primeira pessoa a quem ele contou.

– Isso merece uma celebração – o pai declarou.

O pai de Jim era muito amigo do chefe da polícia local, um homem destacado na comunidade e, o mais importante, dono de um trailer. Foi nele que Jim, junto com o pai, o chefe de polícia e outro amigo, Kenny, decidiram celebrar a conquista, indo da Bay Area até a península de Monterey para passar o fim de semana jogando golfe. Para ser mais específica, o chefe de polícia dirigia o trailer enquanto os outros homens iam atrás, sentados e bebendo. Beberam desde que a roda deu o primeiro giro para sair da garagem, passando por todos os campos do clube de golfe, e também o caminho inteiro de volta para casa.

Um momento em particular dessa viagem se destaca na memória de Jim. Era o chefe de polícia que dirigia. Jim, o pai e Kenny iam sentados atrás, bebendo, tranquilos. Jim pensava no resultado do seu exame e na sua nova oficina. Olhou ao redor, para o trailer com tapete felpudo, sofá-cama e mesa dobráveis, cadeiras giratórias, bem equipado, com estofamento xadrez e um porta-copos para a sua cerveja Schlitz – sem falar do banheiro e da cozinha ali mesmo, dentro do veículo –, e experimentou uma sensação de profundo bem-estar e de esperança no futuro. "Minha vida está perfeita", pensou, "realmente, alto nível."

Jim passou os vinte anos seguintes tentando refazer aquele momento.

Não demorou e o negócio de Jim estava bombando, com testes de poluição agendados o dia inteiro. Ganhava muito dinheiro e o negócio ia cada vez melhor. Começou a beber todos os dias. Ao contrário do mito de que o uso pesado de substâncias é sempre uma maneira de lidar com os desafios da vida, isto é, uma espécie de automedicação,[1] o uso de álcool escalou quando sua vida estava indo bem. De início, bebia apenas à noite, mas logo começou a ir até o bar da esquina na hora do almoço e a passar ali a maior parte da tarde, deixando de atender compromissos agendados na oficina.

Ainda havia muitos bons momentos naqueles primeiros dias, como a vez em que um Rolls-Royce quebrou bem diante da oficina e o proprietário deixou o carro com Jim o dia inteiro para ser reparado. Jim consertou o carro e então ligou para o primo, que era uma cópia exata de Hank Aaron [famoso jogador de beisebol norte-americano da década de 1970], e pediu que fosse à oficina o mais rápido possível. Ligou para os amigos do bar avisando que Hank Aaron estava na sua oficina e que iria assinar autógrafos. Quando os amigos de Jim viram "Hank" descer daquele Rolls-Royce, foi uma festa de gritos e vivas. Fazia já uma hora que estavam bebendo quando descobriram a verdade, mas àquela altura não importava tanto assim terem sido pegos na brincadeira.

Conforme o tempo foi passando, o hábito de beber de Jim começou a ter impacto adverso na sua saúde física e no seu negócio. Ele acordava de manhã tremendo e não via a hora de tomar o primeiro drinque do dia. A oficina começou a ficar desorganizada, e Jim mostrava-se menos confiável. Antes de o negócio completar uma década, foi obrigado a vendê-lo em troca de apenas algumas peças. Como ele mesmo afirmou: "Bebi meu negócio". Ainda não tinha 30 anos.

Depois de perder a oficina, Jim se tornou funcionário na empresa de táxi dos pais, consertando os carros que davam problemas. Bebia igual, mas não sofria mais a pressão de ter que gerir o negócio.

Como filho do dono, tinha tratamento especial. Ninguém comentava se chegasse atrasado ou saísse mais cedo. Como ele mesmo admitiu: "Tinha um monte de gente que me dava cobertura e fui levando, trabalhando bem menos". Em vez de consertar carros, passava a maior parte do tempo no Green Hills Country Club em Millbrae, onde o pai, que era sócio, ajudou-o a conseguir um título também. Na descrição de Jim, o clube "era um bar com um campo de golfe anexo".

Jim fez um grupo de amigos no clube de golfe, e todos bebiam muito, como ele. Jogavam uma partida juntos e quem ganhava pagava a rodada de drinques. Depois eram os perdedores que compravam a bebida. E, em seguida, "os esquilos bancavam os drinques". Naquela época, nem Jim nem seus vários companheiros de bebida do clube de golfe consideravam que tinham um problema com álcool.

Quando Jim fez 40 anos, não se sentia mais seguro para voltar dirigindo do clube para casa. Vinha dirigindo bêbado havia anos, mas antes nunca se sentira inseguro. Agora, até ele reconhecia que às vezes estava bêbado demais para dirigir. Dava então uma volta pelo clube procurando uma carona, mas não demorou para que seus amigos passassem a dar desculpas para não o levar para casa.

Jim achava um jeito de voltar e, ao chegar, desabava na cama, em uma confusão mental regada a bebida. Quando acordava de manhã, pelejava para lembrar onde havia deixado o carro. Não sabia se voltara guiando ou se viera de carona com alguém. Quando não encontrava o carro estacionado em frente de casa, ligava para algum dos motoristas da empresa de táxi para que o levasse até o clube. Muitas vezes ele se via em pé, às 10 da manhã, em um estacionamento quase vazio, ao lado de seu carro abandonado na noite anterior.

Jim estava ficando sem amigos. E sem dinheiro. Mais importante, o álcool não estava mais funcionando para ele do jeito que costumava funcionar antes. Ele ainda tentava resgatar aquela experiência incrível dos seus 22 anos, a viagem no trailer para jogar golfe no litoral. Mas não importava o que bebesse, o quanto bebesse ou com quem bebesse, simplesmente não conseguia recriar aquilo. Depois de quase vinte e cinco anos bebendo grandes quantidades e com frequência, a bebida alcoólica deixou de ser uma experiência prazerosa e virou algo que ele fazia na solidão e na infelicidade.

Por volta de seus 47 anos, os amigos mais próximos no clube de golfe já haviam morrido de overdose de cocaína e álcool. Jim, que começara a pensar seriamente em parar de beber, ganhou uma nova motivação. Não queria morrer. Mas como parar? Não era capaz de imaginar.

Em frente à sua casa morava um homem que Jim apelidara de "Larry the Limey" [Larry, o Inglês]. Era um veterano britânico da Segunda Guerra Mundial, ex-membro da Força Aérea, que se autodeclarava um "bêbado aposentado" e estava ativamente envolvido na Alcoólicos Anônimos. Um dia, Larry o abordou e disse: "Jim, tem outro caminho". Convidou-o a comparecer a uma reunião do AA só para homens às quartas-feiras à noite. E Jim foi.

Jim odiou o AA logo de cara. "Que raios estou fazendo aqui nesta masmorra solitária de bêbados? Alguém como eu deveria estar sentado em um banquinho do bar do Green Hills Country Club." Mas, apesar da aversão de Jim de se juntar aos "bêbados" e de sua sensação de não ser um deles, decidiu, como uma espécie de experimento, passar a frequentar as reuniões só para ver como era. Às vezes aparecia alcoolizado, o que não era problema para os outros homens e cabia nos requisitos de filiação do AA, que pede apenas que os potenciais membros venham às reuniões com o "desejo de parar de beber". Para sua surpresa, Jim descobriu que era mais comum ele ir às reuniões do AA às quartas-feiras sem ter bebido do que alcoolizado. Mas, entre uma reunião e outra, ainda passava a maior parte do tempo alcoolizado. Jim tornou-se presença constante nas reuniões masculinas noturnas de Larry the Limey, e quando fez 50 anos decidiu largar a bebida de vez. "Foi a coisa mais difícil que tive que fazer na vida, e o AA tornou isso possível."

No primeiro ano em que parou de beber, Jim surpreendeu-se ao ver como se sentia melhor. Começou a fazer exercício, e embora continuasse indo ao clube quase todos os dias, passava o tempo aprimorando seu jogo de golfe em vez de ficar sentado no bar. Voltou a tocar bateria, um passatempo da adolescência. Comprou uma bateria nova e até entrou em uma banda. Também tinha uma sensação incrível de liberdade naqueles primeiros anos de sobriedade: finalmente podia ir a lugares onde não era servida bebida alcoólica e passar um tempo com pessoas que não bebiam. E, apesar disso, eram momentos agradáveis.

Os pais venderam a empresa de táxi, mas ele foi mantido como gerente geral, porque seu desempenho no trabalho depois que parou de beber se tornou exemplar. Passava agora mais tempo com a mulher e os filhos, que havia em grande parte negligenciado até então, e procurava superar seu arrependimento por não ter estado disponível antes. Era um novo milênio, e a vida era boa, e continuaria sendo por uma década. Quer dizer, até que os analgésicos prescritos entraram na vida de Jim.

▶ O que é a adicção?

Na medicina ocidental contemporânea, os médicos se apoiam no *Manual Diagnóstico e Estatístico de Transtornos Mentais* (*Diagnostic and Statistical Manual of Mental Disorders*, DSM), um compêndio sobre os vários tipos de doenças mentais, toda vez que precisam diagnosticar a adicção (que o manual chama de "transtorno por uso de substâncias"*).[2] Os critérios de diagnóstico do DSM para adicção podem ser relembrados de maneira simples aplicando

---

* A linguagem para se referir à adicção é dinâmica, e algumas pessoas argumentam que o termo "adicção" deveria ser usado apenas para descrever as formas mais severas de transtorno por uso de substâncias. Além disso, nem todos os transtornos aditivos envolvem substâncias, como é o caso da adicção a sexo, jogo e internet. Não obstante, para simplificar, uso "adicção" aqui de maneira intercambiável com "transtorno por uso de substâncias".

os três "Cs": controle, compulsão e consequências. O controle refere-se ao uso incontido de uma substância, em especial com maior intensidade do que se pretendia. A compulsão refere-se a despender grande parcela de tempo, energia e pensamento para obter, usar e se recuperar do uso de substâncias. Consequências referem-se às repercussões sociais, legais, econômicas, interpessoais e morais ou espirituais de manter o uso. Segundo esses critérios de diagnóstico, Jim com certeza era dependente do álcool, com uso sem controle (bebendo até não ser mais capaz de voltar dirigindo para casa), uso compulsivo (progressão para beber todos os dias) e com consequências (perder seu negócio de testes de poluição do ar).

Jim também manifestava os fenômenos fisiológicos associados a um diagnóstico de adicção, isto é, dependência e abstinência. A dependência fisiológica é o processo por meio do qual o corpo passa a precisar da droga para manter o equilíbrio bioquímico. Quando a droga não está disponível nas doses ou nos intervalos de tempo esperados, o corpo fica bioquimicamente desregulado, o que se manifesta com sinais e sintomas de abstinência. Abstinência são as manifestações fisiológicas decorrentes de não consumir a substância, e seus sintomas variam conforme a substância. Em geral, num resumo supersimplificado, as características da abstinência de uma dada substância são o oposto da intoxicação por essa substância. Por exemplo, a intoxicação por álcool leva a euforia, relaxamento, diminuição do batimento cardíaco, pressão sanguínea mais baixa (moderada) e sedação (sono). A abstinência de álcool leva a disforia (infelicidade), agitação, aflição ou tremor, aumento do batimento cardíaco, elevação da pressão sanguínea e insônia. Mesmo na ausência de abstinência fisiológica, a cessação de todas as substâncias aditivas após um uso habitual sustentado é caracterizada por insônia, disforia, irritabilidade ou ansiedade. No caso de abstinência de algumas substâncias, por exemplo do álcool, convulsões e até a morte são uma possibilidade.[3]

Segundo neurocientistas, a adicção é um transtorno do circuito de recompensa do cérebro. A sobrevivência da espécie depende de maximizar o prazer (conseguir comida quando se está com fome, por exemplo) e minimizar a dor (evitar estímulos nocivos). Buscar prazer e evitar dor é adaptativo e saudável. O intenso prazer experimentado com as drogas aditivas[4] e, fator importante, a memória dessas experiências prazerosas[5] somada ao desejo de recriá-las é o que leva ao reuso. Aquele mágico passeio de trailer depois que Jim foi aprovado no seu exame é um bom exemplo disso. Na realidade, muitas pessoas que desenvolvem um transtorno por uso de substâncias descrevem uma experiência positiva muito vívida associada à sua primeira exposição a drogas ou álcool.

O circuito de recompensa do cérebro poderia continuar reagindo da maneira que ocorreu da primeira vez. Infelizmente, com o uso frequente e prolongado, o cérebro sofre mudanças bioquímicas que impedem a substância de ter o efeito desejado, e o indivíduo precisa de mais e mais para obter a mesma reação (ou seja, há tolerância).[6,7] O indivíduo vulnerável à adicção vai comprometer todos os recursos disponíveis para obter mais substância, superar a tolerância e recriar o efeito original, mesmo abrindo mão de recompensas naturais como comida, ter um parceiro ou criar os filhos. Ao longo do tempo, a própria substância é encarada equivocadamente como necessária à sobrevivência.[8] (Mais sobre a neuroadaptação da adicção no capítulo 5.)

O contexto e a cultura também têm um papel no diagnóstico de transtornos por uso de drogas e álcool.[9] Estudos transculturais logo demonstram a existência de várias culturas "úmidas" ao redor do mundo, cujos membros bebem tanto ou mais que Jim e seus companheiros do golfe, mas não consideram esse comportamento patológico.[10] Alguns etnógrafos afirmam que o consumo aditivo de álcool não ocorria em grau significativo em sociedades pré-industriais de pequena escala.[11]

▸ Quem corre o risco?

Uma questão perene a respeito da adicção é por que algumas pessoas expostas a drogas e álcool conseguem usá-los com moderação, sem sofrer seus efeitos prejudiciais, enquanto outras vão fundo até se tornarem adictas, com todas as trágicas consequências que isso comporta, às vezes até com ameaças à própria vida. Embora ninguém saiba ao certo o que causa a adicção, décadas de evidências acumuladas apontam para certos fatores de risco, que podem, grosso modo, ser divididos em três categorias: genética, educação e entorno.

Genética

Há boas evidências de que a vulnerabilidade à adicção é hereditária, transmitida pelo código genético da pessoa de uma geração à seguinte. Os dados mostram que ter um parente biológico com adicção (pai, mãe, avô ou avó) aumenta o risco de ficar adicto e que a genética é responsável por 50% a 70% desse risco,[12] uma porcentagem alta comparada com a atual contribuição genética conhecida para outros transtornos mentais como a depressão (30%).[13] O risco genético para adicção parecer ser independente do tipo de criação, como mostram estudos sobre adoção de crianças criadas fora de um lar onde haja uso de drogas.

O mecanismo pelo qual a vulnerabilidade à adicção é transmitida não é conhecido; é provável que envolva uma genética complexa, que depende de muitos genes codificando diferentes traços. A desregulação emocional (experimentar emoções com maior intensidade e por tempo superior à duração média) e a impulsividade (tendência a agir a partir de pensamentos ou emoções sem ponderar consequências) têm demonstrado ser traços altamente hereditários[14] e estão associados ao desenvolvimento posterior da adicção.[15, 16, 17, 18] Iacono e outros têm descrito a adicção como uma interação entre dois sistemas neurais: um que comunica as propriedades de recompensa de um objeto e outro que privilegia o comportamento reflexivo em vez do impulsivo.[19]

Uma maneira de pensar isso é imaginar o cérebro como um carro. O sistema límbico, a parte do cérebro que processa as emoções, é o pedal do acelerador, que impele o indivíduo à ação e ao movimento. O lobo frontal, a parte do cérebro que planeja o futuro, são os freios do carro, dizendo ao indivíduo quando é hora de desacelerar, parar e reavaliar. A adicção parece surgir de um problema fundamental na capacidade do cérebro de controlar seu pedal do acelerador e/ou seus freios, o que em geral o leva a acelerar demais e frear de menos.

Educação

Sabemos que crianças criadas em famílias em que há uso de substâncias aditivas, e nas quais isso pode constituir um modelo ou mesmo ser incentivado, têm risco crescente de desenvolver um transtorno por uso de substâncias,[20] como ocorreu na família de Jim. É mais provável que ocorra uso de substâncias em adolescentes que se associam aos chamados "pares desviantes".[21] Traumas da primeira infância também aumentam o risco de adicção. Alto conflito entre pais e filhos, falta de envolvimento dos pais na vida da criança e falta de monitoramento dos pais[22, 23] também parecem favorecer o desenvolvimento de fatores de risco.[24, 25] Em contraste com isso, os pais de Jim ofereciam-lhe apoio, amor e estavam ativamente engajados na vida dele. Paradoxalmente, no caso de Jim, seu relacionamento próximo com o pai, que bebia muito, pode ter complicado o relacionamento dele com o álcool, contribuindo para sua luta posterior com a adicção.

Entorno

O risco de uso de substâncias e, a partir disso, o desenvolvimento de um transtorno por uso de substâncias está bastante relacionado à plena disponibilidade de substâncias aditivas. Se um indivíduo mora em um bairro onde as drogas são vendidas na esquina, tem maior probabilidade de experimentar e ficar adicto dessas drogas. Exemplo clássico são os soldados norte-americanos no Vietnã, muitos dos quais usaram heroína com frequência enquanto estiveram ali, mas interromperam ou cortaram em grande medida seu uso ao voltarem aos Estados Unidos.[26]

Esse fator de risco tem relevância particular para a atual epidemia de drogas prescritas. Nas décadas de 1990 e 2000, a crescente disponibilidade de drogas aditivas por meio de receita médica de repente aumentou o risco de adicção para uma crescente população de pacientes que recebiam prescrição dessas drogas, sem falar da população com acesso a essas drogas através de amigos e membros da família.

Segundo o Relatório Semanal de Morbidade e Mortalidade, de julho de 2014, publicado nos Estados Unidos, os médicos norte-americanos prescreveram 82,5 receitas de analgésicos opioides e 37,6 de benzodiazepina para cada 100 pessoas em 2012.[27] Dados compilados pela Administração de Serviços de Abuso de Substâncias e Saúde Mental dos Estados Unidos mostram que a maioria das drogas prescritas das quais se fez mau uso é obtida direta ou indiretamente por meio de receita médica; apenas 4% das pessoas que fazem mau uso ou são adictas de drogas prescritas relata obtê-las de um traficante de drogas ou de um estranho.[28] Um estudo do *The Journal of Pain* (2012) mostrou que o principal previsor de taxas de prescrição de opioides em uma dada região geográfica nos Estados Unidos é o número de médicos disponíveis, sem relação com a prevalência de lesões, cirurgias ou outras condições que exijam tratamento para a dor.[29]

Como as pessoas se recuperam da adicção?

Como as pessoas param de usar substâncias depois que se tornam dependentes delas? O neurocientista Roy Wise, que estuda adicção em animais, diz que a única maneira pela qual um animal adicto para de usar drogas é quando a droga não está mais disponível, ou quando o animal está fisicamente exaurido demais para que se possa administrar a droga, ou quando o animal morre.[30]

É claro que os humanos são diferentes dos animais, e há um complexo conjunto de fatores psicológicos, sociais e espirituais que têm um papel na decisão de iniciar e na de interromper o uso de substâncias. Jim de fato estava ficando exaurido, mas não estava perto de morrer, e o álcool ainda estava disponível. Jim acredita que ir para o AA fez a diferença no caso dele.

Três décadas de evidências científicas acumuladas demonstram que o AA funciona[31] – não para todo mundo, e não o tempo todo, mas aqueles que participam do AA obtêm tantos benefícios ou mais do que aqueles que recebem tratamentos ministrados por profissionais, como terapia de comportamento cognitivo e terapia de incentivo motivacional, e por um custo bem menor, já que o AA é gratuito.[32] Uma das maneiras pelas quais o AA funciona é mudando as interações sociais. O AA muda o comportamento do indivíduo ao favorecer contatos sociais com pares que lhe dão apoio e não bebem, isto é, ao reduzir as influências pró-bebida e fornecer modelos abstinentes de comportamento.[33] Para um homem gregário como Jim, isso faz sentido. Quando Jim parou de beber, estava abrindo mão não apenas do álcool, mas também de sua mais antiga e mais fundamental definição de como os homens devem socializar com outros homens. O AA forneceu uma solução para esse problema: um círculo social alternativo no qual não se bebia. E deve ter tido algum peso o fato de a introdução de Jim ao AA ter sido em um grupo só de homens.

O AA e outros grupos de ajuda para casos de adicção não funcionam para todo mundo, nem são a única solução. Alguns pacientes se saem melhor com terapia individual, outros com medicação; a maioria acaba combinando um pouco disso tudo. E alguns pacientes se recuperam sozinhos, sem nenhuma intervenção profissional ou de grupos de ajuda.[34] O que fica cada vez mais claro é que para muitas pessoas a adicção é uma batalha para a vida inteira, exigindo tratamento e monitoração para sempre.

CAPÍTULO 2 ————————————————

Drogas prescritas

A nova porta de entrada
para a dependência

EM 2012, QUANDO FEZ 60 ANOS, Jim desenvolveu uma infecção na região lombar. Foi até um pronto-socorro em um hospital da Bay Area, onde ficou internado, e recebeu antibióticos por via intravenosa para combater a infecção. Também recebeu morfina intravenosa, um opioide, para combater a dor.

Jim experimentou um alívio imediato com a morfina intravenosa – e algo mais: aquela sensação de bem-estar que lembrava tão bem de seus primeiros dias com o álcool, uma clareza mental energizada, mas tranquila, sem preocupações ou dúvidas. Ele sucumbiu ao poder daquilo no ato.

A rapidez com que Jim ficou adicto da morfina – possivelmente após uma única dose – aponta para o fenômeno da reinstalação e da adicção cruzada. Os neurocientistas especulam que as mudanças que ocorrem no cérebro após o uso pesado e contínuo de substâncias aditivas podem causar danos que não se resolvem mesmo após anos de abstinência. Um dos motivos pelos quais essas mudanças irreversíveis podem se manifestar é porque o cérebro fica predisposto a recair na fisiologia aditiva mesmo após uma única exposição à substância aditiva.[1] Isso é chamado de "reinstalação" pelos neurobiólogos e de "recaída" por aqueles que são adictos.

A reinstalação não é disparada apenas pela substância à qual o indivíduo era previamente adicto; ela pode ocorrer com qualquer substância aditiva porque todas elas funcionam pelo mesmo circuito cerebral de recompensa.[2] Por exemplo, animais repetidamente expostos ao componente aditivo da maconha (tetrahidrocanabinol, ou THC) e que depois não recebem THC por um período tornam-se adictos da morfina com mais rapidez do que animais que não tenham sido previamente expostos ao THC.[3] Esse fenômeno é chamado de sensibilização cruzada, ou adicção cruzada. O intenso "barato" e desejo que Jim experimentou após uma única dose de morfina tinha a probabilidade de ser, pelo menos em parte, o resultado de uma reinstalação e de uma adicção cruzada.

Embora um histórico de adicção aumente o risco de se tornar adicto de analgésicos opioides prescritos por um médico,[4] muitas pessoas sem esse histórico também podem se tornar adictas dessas substâncias no decorrer de um tratamento médico de rotina.[5] E pode acontecer rápido, em questão de dias ou semanas, como ocorreu com Jim. Isso vai contra o que os médicos tinham como praxe nas décadas de 1980, 1990 e início da de 2000, quando um movimento pró-opioides na comunidade médica incentivava-os a tratarem da dor prescrevendo opioides de maneira mais liberal. Além disso, garantia-se a eles, com base em falsas evidências, que o risco de ficar adicto de opioides prescritos entre pacientes que eram tratados para dor era de menos de 1%[6] (ver capítulo 4). Estudos mais recentes revelam que nada menos do que 56% dos pacientes que recebem prescrição de longo prazo de analgésicos opioides para dores lombares, por exemplo, progridem para um uso aditivo de opioides, incluindo pacientes sem histórico de adicção.[7]

A hipótese da porta de entrada para a adicção propõe que o uso de cigarros e álcool, que são drogas legalizadas, leva a experimentar outras drogas "mais pesadas", como cocaína e heroína. Se essa progressão se deve apenas aos custos de oportunidade e à facilidade de acesso,[8] ou a algum mecanismo biológico mais fundamental baseado na composição química da própria droga,[9] é algo ainda controverso.

No mundo atual, a facilidade de acesso a drogas "mais pesadas" por meio de uma receita médica virou de ponta-cabeça a hipótese de porta de entrada. Para um número crescente de pessoas, em especial as mais jovens, as drogas prescritas são a primeira exposição a substâncias aditivas e o primeiro passo para um futuro uso aditivo. A história do meu paciente Justin fornece um exemplo de como uma droga potente e aditiva prescrita por um médico pode ser uma porta de entrada para a adicção.

▸ Vicodin: um remédio "porta de entrada"

Justin não tinha nenhum dos fatores genéticos ou de educação que tipicamente associamos a um risco aumentado de adicção. Filho único de pais judeus instruídos, de classe média alta, nenhum dos quais (ao contrário dos pais de Jim) fumava, bebia ou usava drogas, e sem histórico familiar de adicção, ele parecia estar na faixa de risco médio. (Há uma concepção errônea prevalente de que pessoas judaicas têm risco mais baixo que outros grupos étnicos para transtorno por uso de substâncias. Como muito bem exposto pelo rabino Shais Taub na introdução de seu excelente livro *God of Our Understanding: Jewish Spirituality and Recovery from Addiction* [O Deus que entendemos: espiritualidade judaica e recuperação da adicção], não há dados que apoiem esse estereótipo.)[10]

A infância de Justin tampouco foi marcada por traumas. Seus pais eram afetuosos, bondosos e dedicados ao seu bem-estar, e ele desfrutava de boa saúde física. Às vezes os colegas tiravam sarro do seu peso – sempre foi gorducho –, mas nunca sentiu que estivesse sofrendo *bullying*. Tinha amigos. Não era impulsivo nem inclinado a uma emocionalidade excessiva. Quando muito, suas expressões emocionais eram contidas. Era inteligente, tinha facilidade para fazer as lições escolares e gostava muito de ciências. Tem lembranças agradáveis da vez que dissecou um olho de vaca e de outra que misturou maisena e água para fazer massinha no quarto ano. Tudo o que tivesse a ver com computadores sempre despertou seu interesse, em especial construir computadores e jogar videogames. Cresceu na casa dos pais, onde apenas a família morava, em um bairro de classe média de São Francisco.

O fator de risco que Justin encontrou e que contribuiu para que depois desenvolvesse a adicção tinha tudo a ver com proximidade, com vizinhança, mas não no sentido estrito geográfico de bairro, mas no sentido de contexto, cultura e tecnologia. Justin, como muitos adolescentes hoje, especialmente em comparação com as gerações anteriores, teve uma exposição precoce a drogas controladas (opioides) por meio de prescrição médica e, portanto, desenvolveu um "gosto" por elas, o que foi complementado por um acesso quase ilimitado a drogas por intermédio de seus pares na escola e na internet.

Durante o segundo ano do ensino médio, Justin foi ao dentista para extrair o dente do siso. Deitou-se na cadeira, as fortes luzes brancas foram aos poucos desaparecendo na escuridão e ele perdeu a consciência por conta do coquetel de drogas que o dentista havia lhe dado. Quando acordou, demorou um tempo até perceber onde estava. Ouviu o zumbido agudo da broca e sentiu o cheiro forte do esmalte dentário queimando, e então lembrou: o dente do siso. Apesar de sua boca estar sendo distendida por várias mãos e de sentir uma broca de metal girando perto de sua carne, sentiu-se bem, incrivelmente bem, um tipo de sensação boa que não lembrava de já ter tido alguma vez. E logo flutuou de volta à inconsciência.

Na sala de espera, depois que o procedimento terminou e as drogas tinham perdido efeito, Justin sentiu enjoo, e sua boca estava dolorida. Através de uma névoa residual do efeito da droga, viu o dentista preencher uma receita de Vicodin, cujo princípio ativo é a hidrocodona, para aliviar a dor. O dentista explicou que Justin deveria tomar um comprimido a cada quatro ou oito horas, dependendo do grau da dor.

Assim que Justin e sua mãe chegaram em casa, ele tomou um comprimido e deixou o resto na mesa de cabeceira. Na mesma hora sentiu alívio e mais alguma coisa – um eco daquela sensação boa que, para ele, era melhor-que-o-normal. Deitou-se na cama e de novo caiu no sono.

Nos dias seguintes, Justin tomou um Vicodin a cada quatro horas. Na superfície, sua vida voltara ao normal. Estava de volta às aulas, vivendo situações comuns a um aluno mediano do ensino médio em uma escola pública da Califórnia em meados da década de 2000. Mas, por dentro, sob a influência do Vicodin, sentia-se energizado, livre de preocupações e completamente à vontade consigo mesmo. Lembrou-se do homem que havia visitado sua classe no quarto ano do fundamental para conversar sobre os perigos das drogas e do álcool – parte do programa DARE.[*] O homem havia dito que as pessoas tomam drogas para alterar seu estado de humor, para se "sentirem bem". Justin sabia que ele dissera isso como advertência, mas, naquele momento, a ideia lhe parecia genial.

Justin começou a dobrar a dose de Vicodin, buscando manter aquelas boas sensações que começavam a diminuir com o uso repetido. Quando acabaram seus comprimidos, pediu que a mãe o levasse de volta ao dentista para conseguir mais, dizendo a ela que ainda sentia dor. (Sua dor era leve e tolerável. O que ele de fato procurava era uma maneira de estender a sensação de bem-estar que o Vicodin proporcionava.) A mãe o levou de volta ao dentista, que na hora receitou um suprimento para mais um mês.

---

[*] As consequências não pretendidas da educação sobre uso de drogas ficam evidentes aqui. O Programa Educacional de Resistência às Drogas [Drug Abuse Resistance Education, DARE] era um programa de prevenção levado às escolas, adotado em todos os Estados Unidos no final da década de 1990 e início da de 2000, no qual policiais forneciam informações sobre os perigos do uso de drogas aos alunos. Em retrospecto, o DARE foi ineficaz em prevenir ou mesmo protelar o uso de drogas, e em alguns casos pode até tê-lo promovido, como exemplificado pela experiência de Justin. O DARE ilustra o desafio mais amplo do emprego de didática e campanhas educacionais pela mídia popular tendo como alvo a prevenção às drogas.

Justin ficou surpreso ao ver como era fácil conseguir um refil sem que ninguém questionasse seus motivos.

▸ Uma epidemia de excesso de prescrições

A epidemia de drogas prescritas é, antes de mais nada, uma epidemia de excesso de prescrições. Poções e elixires sempre fizeram parte da prática da medicina, mas a extensão em que os médicos se apoiam hoje em drogas prescritas, em especial as drogas controladas, para tratar seus pacientes mesmo em condições de rotina, que não trazem ameaça à vida, é sem precedentes.

Em 2012, cerca de 493 mil indivíduos com 12 anos ou mais fizeram mau uso de uma droga prescrita pela primeira vez nos doze meses anteriores, uma média de 1.350 iniciativas por dia. Daqueles que haviam se tornado adictos de qualquer droga no ano anterior, 25% começaram com medicamentos receitados, 17% com analgésicos opioides, 5% com sedativo-hipnóticos e 4% com estimulantes.[11] As drogas prescritas estão agora classificadas em quarto lugar entre as substâncias das quais se faz mau uso na América do Norte, atrás de álcool, tabaco e maconha, e estão em segundo lugar entre adolescentes.

Adolescentes são mais vulneráveis ao crescente acesso a drogas prescritas. Trata-se de uma fase em que o cérebro, em rápido crescimento, é mais maleável, portanto, mais suscetível no nível neurológico a mudanças potencialmente irreversíveis causadas pela crônica exposição a drogas.[12, 13] Adolescentes são, ainda, mais vulneráveis às pressões de contágio social para experimentar drogas. Também, e mais importante, o pronto acesso a equivalentes da heroína e das metanfetaminas em forma de comprimidos tem enfraquecido a divisão entre drogas leves e pesadas para a juventude atual.

Quando o segundo refil acabou, Justin relutou em pedir mais. E, apesar do uso diário por mais de um mês, não sofreu qualquer abstinência aguda física de opioide. Mas aquela única exposição a analgésicos opioides levou-o por uma nova trilha. Ele começou a experimentar uma variedade de produtos farmacêuticos prescritos, o que era a norma entre seus colegas, que costumavam encarar tais medicamentos como mais seguros que as drogas ilegais. Obtinha esses comprimidos de colegas da escola, em geral de graça, mas às vezes pagava por eles. Seus amigos conseguiam os medicamentos de várias fontes: médicos, parentes ou traficantes de drogas. O que Justin mais apreciava eram os analgésicos opioides.

Justin praticamente só ingeria drogas nas horas em que estava na escola. Assim, quando chegava em casa, os efeitos haviam diminuído e seus pais não notavam. O que surpreende é que seus professores também não. Um dia, no meio da aula, Justin tomou Soma (carisoprodol), um potente relaxante muscular. Conforme começou a sentir seus efeitos, teve uma vontade incontrolável de se espreguiçar e esticar os músculos. Sentado no fundo da classe, começou a girar a parte superior do corpo em círculos, inclinando-se bastante na carteira para a direita, depois para a esquerda, depois para trás, quase escorregando durante essas manobras. Ele lembra que ninguém percebeu nada, ou pelo menos ninguém comentou. Seja como for, é desconcertante pensar que um comportamento como esse pudesse passar despercebido.

Justin deveria ter concluído o ensino médio em 2006, mas foi reprovado em literatura no último ano e nunca conseguiu recuperar o terreno perdido. Em vez disso, passou os dois anos seguintes saindo com amigos e usando drogas, em geral maconha, álcool e quaisquer que fossem os comprimidos que conseguisse arrumar com facilidade. Assistiu a algumas aulas na faculdade comunitária, mas na verdade não se esforçou muito. Por fim, em 2009, fez um exame de equivalência e passou.

Os pais não sabiam ao certo o que fazer naqueles anos após o ensino médio, diante do estilo de vida incoerente do filho. Justin acha que eles sabiam da maconha, mas que não era problema porque, quando jovem, o pai costumava fumar aos fins de semana. Só que eles não sabiam do uso de outras drogas e da extensão do consumo de maconha por parte do filho, nem tinham noção de que o produto que ele fumava era muito mais potente que qualquer coisa a que o pai tivesse tido acesso na década de 1970.

Depois que os fatos acontecem, é fácil condenar pais por não terem percebido que seus filhos usavam drogas, mas tenho encontrado muitos pais dedicados ao longo dos anos para julgar as coisas dessa maneira. Filhos que usam drogas têm mil maneiras de ocultar seu uso, e mesmo pais observadores podem deixar de ver os sinais.

▶ Ciberfarmácias

Após o ensino médio, Justin aos poucos perdeu contato com seus amigos de escola que lhe forneciam drogas, portanto perdeu o fornecimento rápido de maconha e comprimidos. Sendo por natureza avesso a riscos, relutou em ir atrás de traficantes e tentou conseguir drogas com médicos, fingindo alguma doença (o que chamamos de "ir ao médico para fazer compras") em vez de fazer algo abertamente ilegal. Descobriu então uma nova fonte que era prática, barata e não exigia que abandonasse a segurança e o conforto da própria casa: a internet.

Os pais de Justin trabalhavam fora e achavam que ele ficava online para pesquisar cursos na faculdade comunitária local ou procurar emprego; em vez disso, Justin digitava "Vicodin", que ainda era a sua droga preferida, no Google. Essa busca oferecia links para empresas farmacêuticas online. Ele clicou em Top Ten Meds Online, que dava a impressão de ser uma companhia farmacêutica legítima, mas para ter certeza pesquisou-a no site SafeOrScam.com, uma plataforma online que dizia se o site era seguro ou algum tipo de golpe. Checou e então voltou ao site atrás do Vicodin. Não estava disponível. Em seguida, digitou "opioides" e encontrou codeína como remédio contra a tosse. Colocou no seu carrinho de compras. Digitou "tranquilizante/hipnótico" e colocou Valium e Xanax no carrinho. Antes de ir para a tela de pagamento, acrescentou o anestésico dissociativo quetamina. Colocou os dados do seu cartão de crédito e clicou no botão "comprar". Em uma semana, estava recebendo suas "medicações" em casa, por entregador, sem exigência de receita.

Os órgãos legais souberam da existência de farmácias que vendiam substâncias controladas sem receita em meados da década de 1990, o que coincide com relatos de um rápido aumento no abuso e no mau uso de opioides prescritos e de casos de overdose relacionados a opioides prescritos, em especial entre jovens. Esses sites realizavam negócios nos Estados Unidos em uma violação direta da Lei de Substâncias Controladas.

Apesar disso, sites que vendem medicamentos controlados sem receita são difíceis de serem monitorados ou se tornarem alvo dos órgãos legais. Como descrito no artigo de Forman e coautores, "The Internet as a Source of Drugs of Abuse" [A internet como fonte de abuso de drogas], o site pode estar hospedado em um domínio do Uzbequistão, com o endereço comercial na Cidade do México, o dinheiro gerado pelas compras depositado em um banco nas Ilhas Cayman, as drogas despachadas da Índia, enquanto o dono do site mora na Flórida. Seria necessário que órgãos de controle legal de vários países colaborassem para autuar e processar o dono de um único site, e a operação toda pode ser desmantelada, apagada e recriada em outro lugar de um dia para o outro.[14] Além disso, as técnicas de marketing usadas pelos sites dificultam localizá-los. Alguns se camuflam como outra coisa que não um site de venda de drogas: um deles tinha o nome de "Site Cristão para a Família Toda", com links para "Grupos de estudo da Bíblia" e para "Venda especial de Páscoa: compre codeína sem receita".[15]

A natureza internacional do atual comércio de medicamentos dá uma nova roupagem às velhas guerras do ópio, como comentado por Walsh, com os ciberfarmacêuticos sendo os traficantes da era moderna.[16] O apoio a essa afirmação vem de um relatório da Universidade Columbia, que coletou dados mostrando que 11% das receitas preenchidas em 2006 por farmácias tradicionais (físicas) eram para substâncias controladas, enquanto nas farmácias online o volume dessas receitas alcançou 95% no mesmo ano.[17]

Mas a internet não é apenas um portal passivo para drogas controladas prescritas. Por exemplo: depois que Justin compra esses medicamentos online, o site registra seus dados e pode enviar e-mails não solicitados anunciando novos produtos ou ofertas especiais, o que dificulta ainda mais que o indivíduo adicto pare de usar drogas. Afora mudar o endereço de e-mail ou usar softwares de filtragem, Justin não tem como evitar ser localizado e se tornar alvo dos vendedores de drogas da internet.

De início, Justin procurava apenas drogas prescritas nas farmácias online, mas, aos poucos, interessou-se por drogas novas e experimentais nesses canais farmacêuticos, com frequência vendidas como "produtos químicos de pesquisa". Soube de drogas novas pelo site PipeMania.com, desdobramento do LifeTheUniverseAnd-Everything.com. O site Pipemania, uma das muitas comunidades da internet desse tipo, era um fórum no qual os usuários conversavam sobre as substâncias que estavam usando e contavam qual a sensação que proporcionam, inclusive novas combinações e muitas drogas recém-sintetizadas. As pessoas que frequentam esse tipo de site se autodenominam "pesquisadores" e chamam suas experiências com drogas de "resultados de pesquisa".

Exemplos de novas drogas sintéticas são metoxetamina (MXE), análoga à quetamina, rotulada de "produto químico de pesquisa" e consumida por seus efeitos alucinógenos e dissociativos; e a Purple Drank, ou Lean, outra nova mistura popular consumida basicamente por jovens, que combina Sprite, Jolly Ranchers (um tipo de bala doce) e codeína (um opioide). Quando a codeína prescrita não está disponível, com frequência é substituída por xarope contra tosse (dextrometorfano).

A compra e a venda de drogas ilegais fora das farmácias online ocorre quase sempre na deep web, a "internet profunda", termo usado para se referir à parte clandestina da rede na qual a atividade online pode ser mantida anônima. Muitos desses sites clandestinos usam bitcoins como sua única moeda, provendo aos clientes acesso anônimo a drogas do mundo todo sem sequer recorrerem a uma fachada de legalidade. Um desses sites, agora desmantelado, era o Silk Road, que era operado, segundo as investigações, por Ross W. Ulbricht, um homem de 30 anos que usava o pseudônimo de Dread Pirate Roberts, personagem do filme *A princesa prometida*. Ulbricht foi condenado por tráfico de entorpecentes, invasão de computadores e lavagem de dinheiro.

▸ Heroína, o novo Vicodin

Em 2012, apesar de usar drogas todo dia, agora geralmente sozinho, Justin frequentava uma faculdade comunitária e conseguira um emprego no departamento de expedição da Oracle. Com seu novo trabalho, de repente estava de posse de algum dinheiro, muito mais do que costumava ter com a mesada dos pais. Uma noite, no verão daquele ano, foi a uma reunião na casa de um amigo, onde conheceu alguém cujo irmão tinha contato com um traficante de heroína. Justin nunca experimentara heroína; sempre tivera receio das chamadas drogas ilegais e de traficantes. Mas estava curioso e com vontade de usar opioides, cada vez mais difíceis de se obter online. Por meio de amigos, conheceu Sean, o homem que se tornaria seu traficante de heroína, seu parceiro de negócios e com o qual dividiria uma casa. Justin comprou 1 grama de heroína, dizendo a si mesmo que não era preocupante; não passava de um experimento, e ele era capaz de lidar com isso.

A heroína foi originalmente sintetizada em 1874 por C. R. Alder Wright, um químico inglês que trabalhava na Escola de Medicina do Hospital St. Mary em Londres. Wright acrescentou dois grupos de acetil à morfina para formar a diacetilmorfina, substância que ficou esquecida por vinte e três anos, quando foi sintetizada independentemente pelo químico Felix Hoffmann na Alemanha. Hoffmann, trabalhando no que hoje virou a Divisão Farmacêutica do Grupo Bayer, foi instruído a encontrar uma alternativa menos aditiva que a morfina. A diacetilmorfina foi comercializada pela Bayer, junto com a aspirina, de 1898 a 1910. Era vendida como uma morfina não aditiva e um antitussígeno, assim como a cura para a adicção à morfina. A Bayer batizou a diacetilmorfina de "heroína", a partir do termo alemão "*heroisch*", que significa "heroico" ou "forte". E forte com certeza ela era. No início da década de 1900, eclodiu uma epidemia de adicção à heroína nos Estados Unidos, o que levou à aprovação da Lei Harrison sobre Narcóticos, de 1914, para controlar a venda e a distribuição de heroína e outros opioides. Hoje, nos Estados Unidos, a heroína é considerada droga controlada I, o que significa que é vista como altamente aditiva e não é aprovada para quaisquer propósitos médicos.

Justin pretendia usar heroína só de vez em quando. Mas acabou usando todos os dias por dois meses, e só parou depois que gastou todos os 1.600 dólares que havia poupado de seu emprego na Oracle. Perdeu o trabalho e largou a faculdade, incapaz de atender às demandas de ambos. Então caiu em uma crise aguda de abstinência de heroína. Ele relembra a abstinência de heroína como "a sensação mais horrível do mundo, como se fosse morrer". Elaborando um pouco mais: "Não desejaria isso a ninguém, nem ao meu pior inimigo".

Entre 2011 e 2013, o número de norte-americanos com 12 anos ou mais que haviam usado heroína no mês anterior subiu de 281 mil para 335 mil, um aumento significativo em relação aos 166 mil que usavam a substância em 2002.[18] De acordo com o Centro para Controle e Prevenção de Doenças, mortes por overdose de heroína também cresceram nesse período, com um aumento de 39% apenas entre 2012 e 2013. A maioria dos novos usuários de heroína cita opioides prescritos como a primeira exposição à droga,[19] o que é uma clara mudança geracional. Na década de 1960, cerca de 80% dos usuários de opioides reportavam que sua primeira exposição havia sido na forma de heroína. Na década de 2000, 75% dos usuários de opioides reportaram que sua primeira exposição a opioides foi na forma de analgésicos prescritos.[20] O aumento no uso de heroína tem sido puxado principalmente por jovens de 18 a 25 anos.

Justin procurou Sean e disse que estava sem dinheiro, mas desesperado por heroína. O traficante ofereceu um arranjo no qual Justin trabalharia para ele e, em troca, teria acesso à heroína por um preço menor. Sean queria que Justin vendesse a droga para ele, mas o rapaz não aceitou. Como alternativa, o traficante propôs que Justin trabalhasse em seu "laboratório", o que ele topou.

Nos nove meses seguintes, Justin passou a maior parte do tempo na casa de Sean, cuidando do laboratório. O traficante morava em uma casa deteriorada em um bairro decadente de East Oakland, quase sem mobília, apenas uma televisão, uma mesa com cadeiras de plástico e dois colchões surrados. Disse aos pais que estava "ficando na casa de um amigo" e voltava para casa a cada dois ou três dias, apenas para fazer uma visita e mostrar que estava tudo bem.

Em um dia qualquer daqueles nove meses entre o verão de 2012, quando Justin experimentou heroína pela primeira vez, e a primavera de 2013, quando fez sua primeira tentativa de largá-la, Sean e Justin acordavam por volta de 1 hora da tarde e tomavam um desjejum leve. Não era comida, e sim heroína. Ambos preferiam cheirar em vez de injetar. Faziam uma carreira em cima de uma superfície lisa, limpa, e iam alternando-se até ficarem saciados, como quem passa uma cesta de pãezinhos. Às vezes "caçavam o dragão", uma maneira de consumir heroína colocando-a em um pedaço de papel-alumínio e acendendo uma fonte de calor – fósforo ou isqueiro – embaixo para inalar o pó vaporizado. A expressão "caçar o dragão" refere-se à espiral de fumaça que sobe do papel-alumínio, como se fosse a cauda de um mítico dragão, e também ao barato que as pessoas adictas procuram, tão elusivo quanto a mítica criatura que lhe dá nome.

Justin lembra que nunca sentia fome quando usava heroína. Na realidade, não queria nada. Não queria comer, tomar banho, fazer exercício, assistir à TV ou mesmo jogar videogame, algo que ele adorava. Estava morando em um "chiqueiro", sem mobília nem comida na geladeira, sem família, sem emprego e sem perspectivas de futuro; apesar da constante ameaça de sofrer consequências penais por lidar com drogas ilegais, sentia-se "completo".

Passava os dias preparando heroína a partir de morfina e, quando o cheiro das substâncias químicas ardia em seus olhos, ficava com Sean no alpendre. A cada hora ou duas cheiravam heroína. "Como éramos distribuidores, sequer esperávamos até ficar fissurados de vontade de usar. A gente cheirava para ficar mais doido do que já estava."

▸ O primeiro passo para a recuperação

Um dia, na primavera de 2013, Justin estava sentado na casa de Sean, enchendo bexigas de aniversário com heroína para vender, quando se deu conta de que estava usando a droga todo dia havia exatamente nove meses. "Pensei comigo: 'Nossa, é quase um ano. Se eu bobear, de repente vão ser cinco anos, dez, talvez minha vida inteira'." Nessa hora, decidiu parar. E também reconheceu que não seria capaz de manter essa decisão sem ajuda, em razão da abstinência fisiológica associada a parar com opioides.

De novo, recorreu à internet. Enquanto o último lote da droga ainda cozinhava no forno, Justin procurava tratamento para adicção em heroína em seu laptop. Achou o site da BAART (Bay Area Addiction Research and Treatment, ou Pesquisa e Tratamento de Adicção na Bay Area), uma clínica de tratamento com manutenção por metadona em Oakland, e tratou de marcar uma entrevista. (Para uma discussão sobre metadona e Suboxone, tratamentos à base de opioide agonista para adicção em opioides, ver capítulo 5). Justin relembra que a BAART exigia que seus clientes estivessem em abstinência ativa quando começassem com a metadona, então parou de cheirar algumas horas antes de sua entrevista e estava bem doente quando entrou e recebeu sua primeira dose da substância.

Ele também decidiu contar aos pais. Viu que teria que voltar a morar em casa e ir todas as manhãs até Oakland para receber sua dose de metadona, e havia ainda toda a papelada que era preciso preencher. Não tinha mais como esconder nada deles.

No mesmo dia em que começou com a metadona, Justin contou aos pais que a heroína era algo que sempre quisera experimentar e com a qual imaginara ser capaz de lidar. Disse que havia sido sugado por ela e não culpou ninguém além de si mesmo. Sabia que os pais se sentiriam culpados de qualquer jeito, como se tivessem falhado com ele. Justin quase chorou ao relembrar a conversa. "Eles me apoiaram muito", disse. "Sempre me deram muito acolhimento."

Justin se deu bem com a metadona. Matriculou-se de novo na faculdade local, fez novos amigos não usuários e juntou-se a um grupo de estudos. Quando teve uma recaída seis meses depois de entrar no programa da BAART, foi para valer – o que é comum –, e passou a fumar crack ao mesmo tempo em que usava heroína. Saiu da BAART, mas comprou metadona na rua para aliviar seu abatimento. Passou alguns meses conseguindo usar crack e heroína aos fins de semana e metadona para assistir às aulas durante a semana. Um dia, sem conseguir acessar sua fonte de metadona, começou a entrar em abstinência. "Compreendi, então, que estava na mão do meu traficante." Comprou de um amigo um pouco de Suboxone, uma medicação com similaridades com a metadona, usada também para tratar adicção de opioides, e usou do mesmo jeito que havia usado metadona, ou seja, para se estabilizar quando não conseguia heroína.

Mas Justin estava ficando cansado. Cansado de ir atrás de heroína, metadona e Suboxone. Cansado de se sentir ansioso, doente e de se preocupar se teria droga suficiente para levar o barco adiante. Cansado de mentir e de viver uma vida dupla, fingindo, como ele diz, "estar sóbrio, mas tendo uma segunda vida real na qual escondo segredos de todo mundo, mentindo e tentando manter sob controle todas as mentiras que conto. É simplesmente muito difícil de lidar".

De novo, recorreu à internet, dessa vez procurando alguém que prescrevesse Suboxone, que foi como chegou a mim. Quando me contou sua história, concordei que Suboxone fazia sentido, dada a severidade de sua adicção a opioides. Mas o tratamento com esse medicamento exige monitoramento de perto, o que inclui visitas regulares à clínica e exames toxicológicos de urina para testar a presença de outras drogas. Quando outras substâncias são detectadas, expliquei a ele, o tratamento em andamento com Suboxone pode ficar comprometido. Também o incentivei a procurar algum tipo de intervenção psicossocial para tratar da sua adicção.

Justin concordou com o tratamento com Suboxone, com o monitoramento e em frequentar reuniões da Narcóticos Anônimos (NA). Ao contrário de Jim, não achou que os doze passos seriam úteis no seu caso; não eram seu perfil. Parou de ir às reuniões depois de algumas semanas, mas veio para as consultas regularmente e nunca testou positivo para outras drogas, exceto por alguns pequenos deslizes com benzodiazepinas – o mais recente deles quando foi limpar seu quarto e deu de cara com uma velha cartela de Valium espremida entre a cama e a parede. Tomou os comprimidos para dormir nas semanas seguintes e depois parou. Sentiu-se culpado por isso. Um ano depois, ainda estava indo bem.

▸ Uma outra espécie de dragão

Justin atribui seu ano de recuperação ao Suboxone, à sua relação com os pais e a jogos de RPG: "O Suboxone controla a fissura e posso me sentir normal. Não minto mais. Os jogos interativos me ajudam, são como uma fuga, e neles encontro a emoção que obteria de toda essa vida na rua".

Hoje, Justin passa a maior parte da semana estudando. Aos fins de semana, ainda usa o computador, mas não entra mais nas farmácias online nem chega perto da quantidade de tempo que passava antes jogando videogame. Em vez disso, por uma doce ironia, costuma frequentar um site chamado PenAndPaper.com, onde pode interagir com outros participantes de jogos de RPG. Esses jogos de tabuleiro simulam missões e são muito populares entre quem joga videogames, mas sem a parte do vídeo. Embora haja versões online, Justin prefere muito mais a versão cara a cara. Ele diz que a história se torna mais rica quando é assim.

Em um sábado qualquer, os cinco companheiros de Justin, agora uma turma estável que ele encontra com frequência, costumam ir à casa dele lá pelas 11 da manhã para passarem o dia jogando. A essência do jogo é uma contação de história colaborativa. Sentam-se em volta de uma mesa, às vezes até por oito horas seguidas, e juntos descrevem o mundo que seus personagens vão habitar e o que vai acontecer com eles ali. Às vezes podem até representar uma cena ou se envolver em uma pequena teatralização, embora nenhum deles jamais se descreveria como ator.

Um dos jogos é o Shadowrun, ambientado em um mundo futurista povoado por seres mágicos e ciborgues. O personagem de Justin é um orc, uma criatura parecida com um troll, com recursos robóticos e aptidões cibernéticas, chamado "J-Rez". A história dele tem uma inquietante semelhança com a vida do próprio Justin e pode ser lida como a narrativa de seu alter ego.

J-Rez acaba de saber, por intermédio de sua chefa do crime, que sua próxima missão é viajar a Seattle para obter uma nova droga sintética chamada Novacoke. Lá ele encontra outros membros da organização criminosa e juntos aventuram-se em uma zona de alta criminalidade para entregar um pacote de produtos químicos necessários para confeccionar a Novacoke. Em troca, ganham uma amostra da droga para levar de volta à chefa. No entanto, logo após pegarem o pacote que foram buscar, são quase mortos por uma bomba e só se salvam graças aos recursos robóticos de J-Rez. A equipe então faz uma varredura da região e, por meio de um diligente trabalho de investigação, que inclui decifrar uma tatuagem, identificam aquele que pretendia assassiná-los – um homem que conseguira escapar deles por sua aptidão de transformar-se em dragão. J-Rez e sua gangue então partem para a missão seguinte: caçar o dragão.

Justin continua a perseguir criaturas míticas, mas, por enquanto, não por meio de drogas aditivas.

▸ A porta de entrada, agora uma rota de fuga

Os jovens de hoje não experimentam apenas cigarro, álcool e maconha. Experimentam de tudo, especialmente se vier na forma de um comprimido. Experimentam até produtos químicos recém-sintetizados em laboratório, sem a mínima ideia do que isso pode fazer com eles. Obtêm essas drogas de amigos na escola, pela internet ou de seus próprios kits caseiros de química. A porta de entrada, em outras palavras, virou uma rota de fuga, fazendo uma junção entre o uso recreativo e o aditivo. A primeira prescrição de opioides, estimulantes ou sedativos é, em alguns casos, o cartão de embarque para uma vida inteira de luta contra a adicção. ▪

CAPÍTULO 3 —————————————————————

A dor é perigosa, a diferença é uma psicopatologia

O papel da narrativa nas doenças

VAMOS VOLTAR À HISTÓRIA DO MEU PACIENTE JIM. Na última vez que o vimos, ele estava em um hospital da Bay Area para se tratar de uma infecção na região lombar. Segundo a prescrição médica, Jim precisava de uma dose de morfina a cada quatro horas, um padrão para pacientes hospitalizados às voltas com dor severa e algo que poupa tempo da equipe de saúde, pois permite que os próprios enfermeiros administrem analgésicos sem ter que chamar o médico a cada vez. Para alguns pacientes, uma instrução como essa é um cuidado compassivo. Mas para outros, como Jim, esse tipo de conduta é um veneno.

Da segunda vez que sua enfermeira veio com a morfina, Jim sabia o que o esperava e já antecipava o barato. Descansou a cabeça no travesseiro, estendeu o braço esquerdo com o acesso intravenoso já instalado e, respirando fundo, pensou: "Agora vou me sentir realmente bem e não preciso me constranger com isso, afinal sou um paciente e esses que estão me dando essa droga são médicos".

O mais importante aqui é perceber que a nova identidade de Jim como paciente incentivou-o a criar uma narrativa autobiográfica que justificava seu uso de medicações para a dor.

Narrativas autobiográficas são as histórias que contamos a respeito de nossa vida e são tão fundamentais para a existência humana quanto respirar. Nossas histórias nos conectam aos outros, organizam experiências e moldam o tempo. Narrativas autobiográficas são profundamente influenciadas pela cultura dominante – filiação religiosa, bagagem étnica, eventos históricos contemporâneos. A cultura fornece não apenas o quadro de referência no qual as narrativas de vida são relatadas, mas também influencia a percepção e a memória das próprias experiências. Jerome Bruner, em um ensaio intitulado "Vida como narrativa", diz que "os processos cognitivos e linguísticos culturalmente moldados e orientadores das narrativas de vida que contamos a nós mesmos têm o poder de estruturar a experiência perceptiva, organizar a memória e segmentar e construir o propósito dos próprios 'eventos' de uma vida. No final, tornamo-nos as narrativas autobiográficas por meio das quais 'contamos' nossa vida".[1] A cultura molda a narrativa e a narrativa molda a experiência.

Como paciente hospitalizado com dor, Jim pôde experimentar o barato da morfina sem a culpa e a vergonha que vinham junto e que haviam contaminado o prazer de beber nos últimos anos de sua adicção ao álcool. A nova narrativa de Jim foi possível em razão de novas normas culturais, relativas à natureza e ao significado da dor. Hoje, a experiência da dor em qualquer de suas formas está impregnada de perigos, em grande parte porque a dor, do jeito que é encarada, coloca o indivíduo em risco de experimentar dores no futuro.

▶ A dor é perigosa

Durante milênios, experimentamos a dor como algo que cumpria pelo menos duas funções úteis. Primeiro, a dor é um sistema de advertência: o que devemos evitar e o que não. Segundo, a dor é uma oportunidade de crescimento espiritual: "O que não mata te fortalece", "Depois da tempestade vem a bonança" etc. Hoje, essas razões são pouco levadas em conta para valorizar a dor. Em vez disso, a atual cultura norte-americana encara a dor como um anátema a ser evitado a todo custo. Esse novo ponto de vista vem da crença de que a dor pode causar dano neurológico permanente e lançar as bases de futuras dores. Tal concepção mostra-se verdadeira tanto para a dor mental quanto para a dor física e tem contribuído muito para a epidemia de drogas prescritas.

▶ Dor mental como cicatriz psíquica

Nossa cultura assenta-se na ideia de que o trauma psicológico cria uma ferida psíquica que é a fonte de sofrimento futuro. Um exemplo clássico é o transtorno de estresse pós-traumático, definido como uma condição em que qualquer tipo de trauma pode levar a futuros sintomas de ansiedade, perturbações da memória, funcionamento autônomo anormal, comportamento de aversão extremo e mal adaptado, e assim por diante. O filósofo canadense Ian Hacking escreve sobre a "traumatização da experiência, em outras palavras, a conceitualização de eventos passados como uma cicatriz dolorida".[2]

A origem dessa ideia remonta pelo menos a Freud, cuja contribuição psicanalítica pioneira (início da década de 1900) foi lançar a ideia de que experiências da primeira infância podem influenciar comportamentos mais tarde na vida. Nossa percepção dessas primeiras experiências e seu impacto em nossas emoções e nossos comportamentos pode ocorrer fora da percepção consciente. Por sua vez, traumas de infância inconscientes estão na raiz de muitas formas de psicopatologia. A ideia de que uma experiência no seu passado pode ter um efeito psicológico duradouro e, com frequência, um efeito inconsciente no seu comportamento atual é uma ideia que hoje aceitamos pacificamente, mas antes era muito radical e mudou a forma de a cultura ocidental do século XX entender a vida.

▶ Dor crônica e síndromes de dor centralizada

O papel da dor física também sofreu uma transformação similar. Há duzentos anos, a dor física era vista pela maioria dos médicos como um componente desejável do processo de cura.[3] Acreditava-se que era até saudável durante uma cirurgia, ao revigorar a função cardiovascular e estimular a resposta imune. Em meados da década de 1850, melhorias no tratamento da dor, como a morfina e a seringa de agulha oca, inventada por Alexander Wood em 1855 e usada para administrá-la, contribuíram para mudar a visão sobre o tratamento. Com uma alternativa viável para tratar a dor, mais médicos começaram a defender o uso de analgésicos opioides.[4] Por volta da década de 1950, nasceu dentro da profissão médica a concepção da dor como disciplina própria, movida por uma tecnologia refinada, que permitiu a pronta síntese de opioides em laboratório, e pela eficiente indústria farmacêutica, ansiosa para vendê-los. Essa nova indústria, mais que qualquer outro setor, legitimou o tratamento da dor como uma subespecialidade médica por si, exigindo seu próprio treinamento e a aprovação de conselhos de medicina.

Hoje a dor é considerada uma sensação praticamente intolerável, algo que os pacientes não têm que suportar. Espera-se dos médicos que não apenas atenuem a dor, mas que a eliminem de vez. A pressão para tratar a dor tem sido tão avassaladora que os médicos que deixam a dor sem tratamento não estariam só demonstrando escassa competência clínica; são vistos como moralmente comprometidos, sendo também passíveis de sanções legais por más práticas.

O conceito de dor como condição de longo prazo que pode ocorrer independentemente de doença ou lesão também é um fenômeno bem próprio do final do século XX. Antes de 1900, a dor era uma resposta a doença ou lesão agudas, e ainda não havia um conceito de dor crônica (de longa duração). Agora é comumente aceito dentro da medicina que um paciente pode experimentar dores físicas com duração de meses, até anos, sem que haja qualquer processo de doença ou de lesão física identificável. Na realidade, a lista de diferentes tipos de síndromes de dor crônica parece aumentar dia a dia, incluindo a complexa síndrome de dor regional, a síndrome do insucesso da cirurgia espinhal, a fibromialgia, a cistite intersticial, a síndrome da dor miofascial, a dor pós-vasectomia, a vulvodínia, a síndrome da dor pélvica – e assim por diante.

Hoje é totalmente lugar-comum ver um jovem indivíduo, em geral saudável, sem nenhuma lesão ou doença detectável por médico, procurando ajuda para "corpedínia" (de *corpe*, corpo, e *dínia*, dor), isto é, dor no corpo inteiro. Esses pacientes descrevem experimentar dor da ponta dos pés ao último fio de cabelo. Passam por uma avaliação médica completa para excluir causas reconhecíveis da dor. Depois que essas são eliminadas, em vez de serem encaminhados ao psiquiatra, como ocorria antes de 1950, recebem um diagnóstico específico de "dor crônica", como fibromialgia.

Do mesmo modo que ocorre com a lesão psicológica, acredita-se que a dor física, se não for tratada de imediato, também tem potencial de contribuir com dores futuras. Esse fenômeno é conhecido como "sensibilização central" e os pesquisadores da dor falam em "hipersensibilidade à dor [...], mudanças secundárias na atividade cerebral que podem ser detectadas por técnicas eletrofisiológicas ou de imagem".[5] Pesquisadores da dor especulam que, depois que o indivíduo experimenta dor, o cérebro pode ficar sensibilizado para dores futuras (tornando a dor física não apenas uma fonte de sofrimento imediato, mas também uma potencial fonte de sofrimento futuro), e por isso criaram uma urgência adicional de tratar a dor de maneira imediata e completa.

Chegamos a um limiar novo e bem mais baixo de tolerância a respeito de quanta dor devemos considerar demais para um indivíduo. Por ironia, conforme nossa vida foi ficando progressivamente mais confortável, fruto da modernização, do aumento do tempo de lazer e da menor ameaça de doenças e lesões, ficamos menos capazes de tolerar qualquer tipo de dor. Para pacientes que buscam tratamento para dor física e mental, essas novas normas contribuem para aumentar a prescrição e o consumo de drogas potencialmente aditivas.

▸ A diferença é uma psicopatologia

Outra narrativa contemporânea que tem contribuído para a epidemia de drogas prescritas é aquela em que diferenças individuais em afetividade, cognição e temperamento são cada vez mais definidas como doenças. Quando diferenças são definidas como patologia, a conclusão é que há necessidade de um tratamento médico para eliminá-las. Essa ideia é alimentada por nossa visão contemporânea dos transtornos mentais, que encara pensamentos, emoções e ações como nada além de estímulos disparados por neurônios. Mudar a química cerebral virou a nova maneira de normalizar a diferença.

O caso da minha paciente Karen ilustra por que identificar e rotular diferenças inatas como uma forma de patologia cerebral pode levar, com o tempo, à medicalização, com a prescrição de remédios potencialmente aditivos que podem, em última instância, levar de fato à dependência. A história de Karen não tem o propósito aqui de sugerir que o diagnóstico de toda pessoa com doença mental que esteja em tratamento com drogas controladas foi malfeito ou que com certeza vai cair na adicção. Na realidade, algumas pessoas são bem atendidas quando damos às suas diferenças inatas um nome e oferecemos "tratamento" na forma de medicação ou outro recurso. A história de Karen é apenas uma advertência.

Nascida em meados da década de 1980 de pais amorosos, bem de vida, Karen era uma criança saudável, feliz, sem sinais precoces ou sintomas de doença, seja mental, seja de outro tipo. Além disso, seus pais se lembram dela como uma criança boa, sociável e atlética. No ensino fundamental, fazia amigos com facilidade e, graças ao seu desempenho destacado nos esportes com bola e à sua natureza afável, era líder nas brincadeiras. No entanto, em comparação com seus pares, demostrava dificuldades na compreensão da leitura e em tarefas que envolviam memorização. A psicóloga da escola fez o diagnóstico de uma "deficiência de aprendizagem" inespecífica. Depois disso, os pais de Karen e a escola mobilizaram-se para prover Karen com apoio adicional para superar sua deficiência. Ela conseguiu ajuda de tutores, especialistas em educação e psicólogos; com apoio deles, sua leitura melhorou.

No ensino médio, Karen continuou precisando se esforçar para fazer as tarefas da escola, mas na quadra de basquete sua capacidade de aprender estava intacta. Nesse período, virou uma excelente jogadora e foi convidada por várias faculdades para jogar nas ligas estudantis. No entanto, decidiu largar o basquete universitário para focar nos estudos, o que era consistente com as tradições mais conservadoras da família. Karen entrou na faculdade em 2005 com altas expectativas, mas sem a estrutura de apoio que vinha tendo. As classes eram muito numerosas, o material de estudo mais desafiador, e ela não tinha mais tutores para ajudá-la. Começou a dispor de uma quantidade de tempo livre sem precedentes e não sabia ao certo como se organizar. Penava para conseguir trabalhar de modo eficiente e a leitura ainda era algo penoso para ela.

Apesar desses primeiros desafios, Karen teve um desempenho de moderado a bom nos primeiros dois anos da faculdade. Mas era ambiciosa, e no terceiro ano decidiu cursar história da arte e design gráfico. Isso aumentou o número de aulas a que precisava assistir e, com a pressão adicional, rapidamente se sentiu sobrecarregada. Via alguns de seus colegas assumindo mais matérias e indo bem, e tentava descobrir por que não conseguia fazer o mesmo.

Duas das melhores amigas de Karen haviam recebido o diagnóstico de transtorno do déficit de atenção (TDA), similar ao transtorno do déficit de atenção e hiperatividade (TDAH), mas sem o componente de alta energia. Ambas vinham tomando medicação estimulante (por exemplo, Adderall ou Ritalina). Karen achou que o TDA poderia ser uma explicação possível para sua incapacidade de se sair bem com a carga adicional dos cursos. Decidiu ir ao médico e pedir um teste.

Consultou-se com um psiquiatra, respondeu a uma série de perguntas que remontavam até a infância – questões sobre sua capacidade de se concentrar, de ficar sentada quieta, de se organizar, de realizar tarefas. Com base em uma consulta, o médico fez o diagnóstico de TDA e prescreveu Adderall de liberação prolongada (XR), 15 mg por dia, assim como Adderall de liberação imediata (IR), 10 mg por dia.

O Adderall é uma droga que a FDA define como controlada II, o que significa que, embora tenha sido demonstrado que tem benefícios médicos, tem também alto potencial de mau uso e de adicção. Em nível molecular, é similar à metanfetamina, uma droga ilícita também conhecida como *ice* [gelo] ou *crank* [eufórico, doido]. O Adderall vem sendo usado há décadas para melhorar o desempenho dos membros das Forças Armadas, mas só a partir da década de 1980 tornou-se comum a prática de prescrevê-lo, assim como outros estimulantes, para o tratamento do transtorno do déficit de atenção, incluindo para crianças e adolescentes. Entre 1991 e 2010, o número total de prescrições de estimulantes liberadas pelas farmácias dos Estados Unidos aumentou dez vezes.[6] As prescrições de estimulantes para crianças e adolescentes em idade escolar (5 a 18 anos) quase triplicaram no curto período entre 1990 e 1995.[7]

Quando Karen tomou Adderall, foi capaz de se sentar em uma cadeira por horas seguidas, em casa ou na biblioteca, estudar e reter melhor as matérias. Ela interpretou essa reação como uma validação do diagnóstico de TDA. Esse tipo de lógica retrospectiva prevalece no campo dos cuidados de saúde mental: se o remédio faz a pessoa se sentir melhor, então o diagnóstico deve estar certo, não importa o que a medicação visa tratar. Sabemos, porém, que qualquer pessoa que faça uso de estimulantes consegue melhorar a capacidade de focar, de se concentrar e de desempenhar certos tipos de tarefa, mesmo na ausência de um transtorno cognitivo. De modo similar, as benzodiazepinas (Xanax) ajudam as pessoas a relaxar mesmo que não estejam ansiosas, os sedativos (Ambien) induzem o sono mesmo que a pessoa não tenha insônia, e os opioides (Vicodin) ampliam a sensação subjetiva de bem-estar mesmo que a pessoa não esteja sentindo dor.

Todos nascemos com diferenças mentais e físicas inerentes. O que é surpreendente em nossa cultura atual é a prontidão com que essas diferenças são rotuladas como doenças e tratadas com um comprimido. A partir da primeira infância, as diferenças de aprendizagem de Karen foram enquadradas como patologia cerebral. Sua relativa falta de aptidão para a leitura foi chamada de deficiência de aprendizagem, e suas dificuldades na universidade se transformaram em um diagnóstico de transtorno de déficit de atenção. Isso não invalida o relativo problema de Karen com a leitura e outras exigências escolares. Mas, ao tratar essas diferenças como "deficiências" ou "transtornos", nossa cultura implicitamente rejeita narrativas alternativas, por exemplo, a de que as diferenças humanas de temperamento e capacidade são valiosas e devem ser celebradas e entendidas em termos de etiologias sociológicas, existenciais e até mesmo espirituais, e não em termos puramente biológicos.

Um experiente psicólogo, que trata de alunos de faculdade ou já formados em uma clínica de saúde mental de uma universidade, descreveu isso da seguinte maneira: "O que vejo com frequência em vinte a trinta dos meus pacientes é que eles vêm para a terapia já se identificando com transtornos de saúde mental cujo diagnóstico receberam na adolescência. Eles já tomam medicação e receiam que o estresse da vida agrave sua 'doença'. Quase sempre os surtos da 'doença' são desencadeados por eventos difíceis, mas a intervenção que eles procuram é um ajuste da medicação".

Em *The Myth of Mental Illness* [O mito da doença mental], Thomas Szasz fez a famosa declaração de que a doença mental não existe, pois não há marcadores anatômicos ou moleculares específicos que a definam.[8] A doença mental, de acordo com Szasz, é apenas um meio pelo qual "o estado terapêutico" exerce controle social sobre seus cidadãos, por exemplo, ao impor hospitalização temporária dos mentalmente doentes. Não concordo com a afirmação de Szasz de que a doença mental não existe; a ausência de marcadores biológicos não determina a ausência de doença. Como Clarke descreve em uma crítica a Szasz,[9] por muitos anos não sabíamos o que causava a malária, até que certos avanços na ciência molecular tornaram essa descoberta possível. No entanto, podíamos reconhecer a doença quando em contato com ela. Do mesmo modo, o paciente com esquizofrenia, mania psicótica, transtorno severo obsessivo-compulsivo etc., está se debatendo com uma doença cerebral, mesmo que não sejamos necessariamente capazes de medi-la ou vê-la ao microscópio. Mas acho relevante aqui o ponto de vista de Szasz de que corremos o risco de forçar uma conformidade ao rotular todo desvio de comportamento como doença mental. Um notável exemplo histórico disso é a homossexualidade ter sido considerada doença mental até 1973.[10]

Hoje nossa definição de doença mental agrupa não apenas os desvios, mas até sutis diferenças entre nós. Acabou virando uma maneira de entender não apenas a falha de estar em conformidade, mas a falha de alcançar excelência. Agora, até os medianos que não alcançam excelência e os que têm a peculiaridade de ficar reclusos correm risco de receber o diagnóstico de doença mental. Para alguns indivíduos, esse diagnóstico é sem dúvida útil, ao dar-lhes acesso a recursos que de outro modo poderiam não ter e ao prover-lhes uma estrutura para entender sua diferença, sem a qual poderiam se sentir estigmatizados e envergonhados. O que me preocupa é esse salto, é passar do diagnóstico das diferenças a tratá-las imediatamente com um comprimido, ainda mais quando esse comprimido traz o risco de adicção.

Médicos são, é claro, cúmplices desse processo, particularmente os psiquiatras, que ao longo dos últimos trinta anos têm recorrido cada vez mais às drogas psicoativas para lidar com o desconforto emocional de seus pacientes com sintomas psiquiátricos ou crises de vida, deixando a questão da psicoterapia para outros.[11] Por que razão os psiquiatras em grande medida abandonaram suas raízes na psicanálise e outras formas de terapia de fala em favor da magia dos comprimidos? Em parte, porque passaram a acreditar na visão reducionista, "biologizada", do comportamento humano (estímulos disparados por neurônios). Os incentivos financeiros para que médicos prescrevam comprimidos também contribuíram para essa tendência (ver capítulo 8).

Essa mudança de paradigma criou toda uma geração de jovens, com destaque para os Millennials (aqueles nascidos entre 1980 e 2000), que abraçaram essa promessa de uma vida melhor por meio da química. De 1998 a 2008, a porcentagem de norte-americanos que haviam tomado pelo menos uma droga prescrita no mês anterior aumentou de 44% para 48%. O uso de duas ou mais drogas aumentou de 25% para 31%. O uso de cinco ou mais drogas subiu de 6% para 11%. Em 2007, uma de cada cinco crianças norte-americanas e nove de cada dez norte-americanos idosos (60 anos ou mais) reportaram ter usado no mínimo uma droga prescrita durante o mês anterior. Os tipos de drogas mais usados são estimulantes do sistema nervoso central (para adolescentes) e antidepressivos (para adultos de meia-idade). Nos Estados Unidos, o gasto com drogas prescritas foi de 234,1 bilhões em 2008, mais que o dobro do que havia sido gasto em 1999.[12]

Muitos jovens de hoje acham perfeitamente normal tomar um Adderall (estimulante) de manhã para manter o barco andando, um Vicodin (analgésico opioide) depois do almoço para tratar de alguma lesão esportiva, uma maconha "medicinal" à noite para relaxar e um Xanax (benzodiazepina) para dormir, todas prescritas por um médico. Há pouca distância disso a obter o equivalente dessas prescrições com algum amigo, membro da família ou mesmo um traficante. Entre os adolescentes, 26% acreditam que as drogas prescritas são um bom auxílio para estudar.[13] 66% dos universitários recebem estimulantes prescritos para uso não médico e 31% farão uso de tais medicamentos pelo menos uma vez durante sua carreira na faculdade.[14] O número de adolescentes com casos de intoxicação ou mau uso de estimulantes prescritos aumentou 76% entre 1998 e 2005.[15] Drogas prescritas são agora a segunda categoria mais mal-usada de drogas entre adolescentes, atrás apenas da maconha.[16]

Meus pacientes jovens me perguntam com toda a sinceridade: "Qual é de fato a diferença entre uma medicação que você prescreve e uma droga que consigo arrumar com um amigo ou comprar na rua e que tenha o mesmo efeito?". Costumo responder com justificativas complexas envolvendo legalidade e segurança. Mas a resposta real é que não há muita diferença. Infelizmente, a consequência inadvertida de se habituar a tomar produtos farmacêuticos é um surto de adicção cruel e sem precedentes.

▶ De medicar uma doença a alimentar uma adicção

Karen passou a ficar acordada até tarde da noite fazendo trabalhos e estava tão produtiva com o Adderall que relutava em gastar seu tempo dormindo quando podia fazer tantas outras coisas. Muitas vezes ia dormir só lá pelas 2 horas da manhã. Ficava em casa aos fins de semana fazendo trabalhos da escola e dispensava atividades sociais com amigos. Não demorou para que começasse a achar que nada era mais compensador que trabalhar e, embora seus amigos ficassem chateados em vê-la cada vez mais reclusa, era elogiada pelos professores por sua produtividade.

Depois de terminar a faculdade em 2009, Karen foi para a escola de design. Seu sonho era ser decoradora de ambientes. Encontrou pelo Google um psiquiatra em Nova York que se anunciava como especialista em TDA. Marcou uma consulta, pagou em dinheiro vivo e conseguiu uma receita de Adderall XR 20 mg, um comprimido por dia, e Adderall IR 20 mg, também um por dia. O psiquiatra não pediu outras informações nem consultou registros anteriores para checar o diagnóstico ou a dosagem. A consulta durou menos de quinze minutos.

Além disso, seu novo psiquiatra disse que ela podia tomar o Adderall IR "quando achasse necessário", ou seja, "toda vez que você mostrar sintomas". Com essa recomendação, Karen começou a tomar a medicação não apenas quando tinha dificuldades para estudar ou trabalhar, mas cada vez mais quando se debatia com qualquer tipo de emoção negativa – ansiedade, tristeza, frustração, tédio. O remédio levantava seu astral e melhorava sua energia, o que, segundo ela, comprovava que o TDA era a causa de seu desconforto.

Pelos dois anos seguintes, sempre indo ao mesmo médico, a dose de Karen foi aumentando aos poucos para um comprimido de Adderall XR 25 mg ao dia e um de Adderall IR 20 mg duas vezes ao dia, o que era mais que o dobro do que começara a tomar na faculdade. Suas visitas ao médico eram curtas, às vezes nem chegavam a dez minutos. Karen nunca falava muito, a não ser para enfatizar o quanto se sentia bem e o quanto o Adderall a ajudava a se sentir funcional.

No entanto, ela ponderava que, apesar de dizer aos outros que estava indo muito bem, na realidade sua vida começava a se desintegrar. Dormia bem pouco, passava o tempo todo trabalhando, mal via os amigos e não estava mais namorando. Deixou de comparecer a reuniões e aulas, que cancelava sempre na última hora. Começou a desenvolver uma forte ansiedade em situações sociais que nunca havia sentido antes. Passava cada vez mais tempo sozinha, no seu apartamento, "trabalhando": "Trabalhar virou meu pretexto para tomar Adderall. Eu precisava ter sucesso e precisava do Adderall para fazer o trabalho, mas não percebia que meu trabalho ficava melhor quando não tomava o remédio".

Estudos mostram que estimulantes como o Adderall melhoram a memória e a atenção, mas há pouca ou nenhuma pesquisa sobre seus efeitos no pensamento abstrato ou na criatividade.[17] Na realidade, talvez haja um jogo de compensações, em que a capacidade de ter foco para concluir uma tarefa específica acaba reduzindo a capacidade de deixar a mente vagar, de fazer novas conexões e de criar algo.

Hanif Kureishi, em um ensaio para o *New York Times* chamado "A arte da dispersão", reflete:

Às vezes você faz as coisas melhor quando está fazendo outra coisa. Se está escrevendo e de repente empaca, e então vai fazer um chá, enquanto espera a água ferver há boas chances de que surjam ótimas ideias na sua mente. Encontrar a melhor forma de escrever uma frase não é algo que você possa forçar; você precisa esperar que seu próprio julgamento lhe traga isso, e ele costuma atendê-lo, mas no devido tempo. Vale a pena fazer algumas interrupções, pois podem criar espaço para que algo funcione melhor no fértil subconsciente. Na realidade, certas dispersões são mais que úteis; podem revelar-se percepções e serem tão informativas e terem tantas camadas quanto os sonhos. E às vezes são elas que produzem empolgação.[18]

No início de 2011, o psiquiatra de Karen estava fora da cidade quando ela precisou renovar a receita. Desesperada pela medicação, encontrou alguém que se anunciava no Google como "psiquiatra de TDA" e foi vê-lo. Ela sabia o que dizer. Foi fácil conseguir que esse médico lhe desse uma receita. Agora, tinha dois psiquiatras para obter o mesmo medicamento: "Não sentia que estivesse fazendo algo errado ao pegar a mesma receita de dois médicos diferentes, e na verdade acho isso estranho agora, quando relembro. Eu dizia a mim mesma que precisava da receita por causa de uma doença. Que precisava para sobreviver. Mas a verdade era que eu começara a colocar a droga acima da comida, do sono e da minha própria ética".

Em julho de 2011, Karen voltou a morar na Califórnia com os pais e procurou emprego. Os três anos seguintes de sua vida foram cheios de médicos, de muitas receitas de Adderall e de muitos malabarismos para obtê-las. O que ela reportava agora como sua dosagem padrão a qualquer médico que consultasse era um comprimido de Adderall XR 50 mg por dia (a dose máxima desse medicamento indicada pelo *Physician's Desk Reference* é de 20 mg), mais um Adderall IR 20 mg duas vezes ao dia. Quando um médico hesitava em prescrever tudo isso, Karen sempre concordava em começar com uma dose menor e depois de um tempo o persuadia a prescrever doses mais altas. Para ela, a chave para fazer o médico aumentar a dose ao longo do processo era enfatizar o quanto ficava funcional com a medicação, o quanto ficava disfuncional sem ela e o quanto se sentia grata pela ajuda dele. E, do ponto de vista de Karen, nada disso era mentira. A essa altura, sua narrativa da doença evoluíra e já andava sozinha. O fato de obter várias receitas de médicos diferentes e de mentir para eles que havia perdido a receita ou os frascos a fim de obter mais droga era, para ela, apenas um pequeno furo no tecido mais amplo da história que ela e seus médicos haviam urdido juntos ao longo do tempo: afinal, tinha uma doença, o TDA, e o Adderall era o tratamento eficaz para essa doença.

Por volta de 2013, Karen tinha três médicos diferentes ao mesmo tempo, que lhe prescreviam o suficiente para um consumo mínimo diário de Adderall XR 150 mg e Adderall IR 120 mg. Começou a furtar dinheiro dos pais, pois seu plano de saúde cobria apenas uma receita por mês. Precisava em média de 1.200 dólares por mês só para conseguir pagar tudo. Mentia para os pais a respeito de como o dinheiro havia sido gasto – "artigos de higiene e cosméticos" – e eles acreditavam. Em janeiro de 2014, Karen furtou os cartões de crédito do pai e gastou 25 mil dólares em um site com itens de decoração para o seu apartamento. Também foi multada por excesso de velocidade. Hoje ela atribui esses comportamentos ao uso compulsivo de Adderall, mas os pais interpretaram como um problema na gestão de dinheiro e insistiram que procurasse ajuda profissional para tratar dessa questão. Não imaginaram que por trás do furto, do excesso de velocidade e do gasto excessivo houvesse uma adicção ao Adderall.

O terapeuta que ela foi ver para tratar do seu problema com as finanças descobriu a adicção ao Adderall quando consultou o banco de dados que monitora a prescrição de drogas e notou que havia várias prescrições idênticas, obtidas de médicos diferentes. Mas não foi a primeira vez que um de seus médicos flagrou seu segredo. Em outra ocasião, um psiquiatra se recusou a tratá-la, e então Karen procurou outro médico. Agora, no entanto, o psiquiatra pediu permissão para informar os pais de Karen. Ela relutou, mas concordou.

▶ Suportar a dor em vez de medicá-la

Karen veio me ver em razão de um ultimato dos pais e do psiquiatra: teria que obter uma avaliação de um médico especialista em adicção. De início, ela só queria falar de seu transtorno de déficit de atenção e explicar o uso de Adderall como uma acomodação necessária para a doença. Eu disse, como costumo fazer nesse tipo de situação, que o que quer que a tivesse impelido a começar a usar a droga, mesmo que fosse uma indicação médica legítima, havia agora escalado para o nível de uma adicção, e, se não colocássemos a adicção como alvo e tratássemos dela, seu transtorno subjacente tampouco iria melhorar.[19] Fomos aos poucos reduzindo o Adderall até a abstenção, e ela passou a participar de um programa diário de tratamento da adicção, frequentando grupos e recebendo psicoeducação e treinamento nas habilidades necessárias ao processo terapêutico.

Karen tem se mantido abstinente de estimulantes há quase um ano. Parar com o Adderall não tem sido fácil. O maior desafio que encontra é reescrever sua narrativa pessoal. Precisou aprender a viver no mundo sem ter que superar suas limitações usando medicação. Precisou tolerar os altos e baixos normais de energia, de bem-estar subjetivo e de criatividade. Teve que aceitar que, ao se sentir deprimida ou cansada, entediada ou com raiva, triste ou desconcentrada, não pode se livrar dessas sensações só porque quer. Ela simplesmente precisa suportá-las. ■

CAPÍTULO 4

As Big Pharma e a medicina padrão

Cooptando a ciência médica para promover a ingestão de comprimidos

JIM ESTAVA DEITADO DE COSTAS EM UMA CAMA DE HOSPITAL, a morfina pingando em sua veia por um tubo comprido, fino, transparente. Não sentia nenhuma dor, mas, mesmo assim, continuava obsessivamente preocupado com a dose seguinte de medicação analgésica. Conforme a hora se aproximava, contava os minutos e segundos até que chamava a enfermeira e pedia mais. Mas ela não chegava e simplesmente dava a medicação; antes, ele precisava responder a algumas perguntas, e com as respostas certas. Ela sempre perguntava: "Em uma escala de 1 a 10, qual é a intensidade da sua dor, sendo 1 nenhuma dor e 10 a pior dor que você poderia imaginar?".

Depois de passar anos manipulando as pessoas para lidar, ou tentar lidar, com sua questão com a bebida, Jim desenvolvera uma profunda compreensão de certos aspectos da psicologia humana e era bastante hábil em mentir e fazer parecer que dizia a verdade. Naquela situação, lançava mão dessa habilidade, porque na verdade não estava sentindo muita dor, se é que sentia alguma agora, já por volta do terceiro dia de sua hospitalização. Mas queria aqueles opioides.

Ele sabia que, se dissesse "10", daria a impressão de estar exagerando. Se dissesse um valor menor que "7", talvez não conseguisse sua morfina, com a qual já contava. Então dizia "Minha dor é bastante forte, acho que 7", optando por um valor intermediário como uma abordagem que o faria parecer razoável, mas ainda assim com bastante sofrimento. Quer fosse ou não por sua hábil manipulação psicológica, o "7" funcionava sempre, e Jim conseguiu ter morfina intravenosa a cada quatro horas, continuamente, durante toda a sua estadia no hospital, que durou cerca de uma semana.

Houve apenas um momento em que Jim suspeitou que teria problemas com isso. Foi em uma conversa com uma das enfermeiras.

– Jim – a enfermeira disse –, você está tomando essa coisa e isso me preocupa. Tenho visto muita gente passar por aqui e sair mais doente do que entrou por causa dessas medicações contra a dor. Elas ficam fissuradas. Não quero que isso aconteça com você. Portanto, se você conseguir parar, vai ser ótimo. Mas se me disser que está com dor – continuou ela, como se estivesse se corrigindo –, vou lhe dar toda vez.

Alguns sinais de alerta soaram muito baixinho, ao longe, no cérebro de Jim, mas eram muito tênues e distantes para competir com seu desejo avassalador da dose seguinte de morfina.

– Posso lidar bem com isso – disse ele –, e além do mais estou com dor.

Essa interação entre Jim e sua enfermeira é crucial para compreender o rápido crescimento da adicção a opioides prescritos e as mortes relacionadas a opioides. A enfermeira sabia que Jim estava tomando opioides demais, e até comentou que via pacientes "saindo mais doentes do que haviam entrado" em razão da quantidade de opioides que recebiam durante a hospitalização. Mas, apesar de seus receios, ela sentiu a pressão de seguir o protocolo padrão: não há dose cumulativa ou duração de opioides que sejam elevadas demais para um paciente que ainda sinta dor.

▸ Curar médicos de sua "opioidefobia"

A prolífica prescrição de opioides que caracterizou as décadas de 1990 e 2000 e que se estende até hoje em um ritmo ainda galopante, embora um pouco mais lento, reflete uma mudança radical na prática. Antes de 1980, os médicos receitavam analgésicos opioides esparsamente, e apenas por períodos curtos, para casos de lesão ou doença, ou durante uma cirurgia.[1, 2] A relutância em prescrever opioides por um tempo mais estendido, apesar de sua eficácia a curto prazo para conter a dor, deixou de ser um receio prudente para virar uma causa de adicção.*

No início da década de 1980, porém, a opinião médica profissional sobre o uso de analgésicos opioides começou a mudar em favor de uma utilização mais liberal. O número de pacientes que conviviam com a dor vinha crescendo em razão do envelhecimento geral da população, do fato de mais pessoas passarem por cirurgias complicadas e sobreviverem e de outras tantas estarem sendo mantidas vivas, embora padecendo de doenças que ameaçavam a vida. Um novo movimento, conhecido como cuidados paliativos, também começava a se ampliar nos Estados Unidos nessa época, defendendo maior ênfase nos cuidados dispensados no final da vida do paciente.

O que teve início como um esforço bem-intencionado de melhorar a vida de pacientes que padeciam de dor logo deu lugar a uma epidemia de prescrição de opioides analgésicos. A indústria farmacêutica (as Big Pharma), especificamente os fabricantes de analgésicos opioides como OxyContin (Purdue Pharma), tiveram

---

* Os Estados Unidos sofreram duas epidemias de opioides no século XX. A primeira foi no início da década de 1900, quando a heroína era comercializada com a aspirina da Bayer como remédio para várias pequenas enfermidades. A segunda, na década de 1960, coincidiu com a Guerra do Vietnã e de novo envolveu principalmente heroína, embora àquela altura ela fosse ilegal. Era de se esperar que essas experiências anteriores com opioides deixassem a comunidade médica relutante em repetir os erros históricos.

papel central nessa epidemia. Mas atribuir toda a culpa às Big Pharma é simplificar demais. A indústria farmacêutica só foi capaz de influenciar a prescrição dos médicos quando se aliou aos médicos pesquisadores acadêmicos, aos profissionais de associações médicas e órgãos de regulamentação (a Federação dos Conselhos Médicos Estaduais e a Comissão Conjunta) e à FDA (Food and Drug Administration). Juntas, essas diferentes facções manipularam e adotaram uma concepção equivocada da ciência médica, fosse de propósito ou não, a fim de atender aos próprios interesses.

▶ O papel dos médicos da academia

Era prática comum antes de 2000 os médicos aceitarem presentes, jantares, pagamentos, viagens e outras benesses das companhias que produzem as drogas e os produtos médicos que eles costumam receitar a seus pacientes.[*3] Muitas dessas tentativas ostensivas de influenciar os médicos foram desde então banidas por hospitais e outras instituições de assistência médica dos Estados Unidos, ao reconhecer que mesmo uma caneta como brinde e meia hora com um representante de medicamentos podem influenciar indevidamente as práticas de prescrição. Uma análise publicada pelo *Journal of the American Medical Association* apontou que profissionais da saúde que aceitam mimos dos fabricantes de remédios têm maior probabilidade de prescrever os medicamentos dessa marca.[4] A legislação federal exige que os médicos que recebem reembolso financeiro de

---

[*] O setor farmacêutico também se envolve em propaganda direta ao consumidor. A maioria das pessoas tem familiaridade com anúncios das farmacêuticas pela TV promovendo melhor sono, sexo mais animado (ou, para os de meia-idade ou mais velhos, o sexo possível), menos dor e maior prazer. Com frequência, esses comerciais retratam uma mulher correndo extasiada por um campo florido na primavera, borboletas esvoaçando em volta de seus ombros, e terminam com a frase "Pergunte ao seu médico se X é o remédio certo para você". Esse tipo de publicidade pode influenciar a prescrição porque os médicos tendem a contentar seus pacientes, e, quando um paciente pergunta a respeito de uma medicação em particular, o médico pode preferir prescrevê-la em vez de uma opção de ação comparável.

uma companhia de fármacos ou suprimentos médicos façam constar esses pagamentos. Em setembro de 2014, a lei federal chamada de Sunshine Act exigiu que todos os pagamentos corporativos feitos a médicos no valor de 10 dólares ou mais fossem publicados em um banco de dados online, na expectativa de que maior transparência alertasse os pacientes sobre quais médicos poderiam estar sendo influenciados pela indústria.[5] Essas mudanças desestimularam muitos médicos a aceitarem gratificações das Big Pharma.

As Big Pharma reagiram mudando de tática. Em vez de influenciar as prescrições dos médicos oferecendo-lhes mimos, recorreram à ajuda de pesquisadores acadêmicos para que promovessem seus produtos enquanto elas ficam invisíveis, nos bastidores. As Big Pharma apelidaram esses médicos de "formadores de opinião", escolhendo apenas pesquisadores cujos resultados favoreciam suas drogas. Elas pagam para que esses formadores de opinião viajem pelo país apresentando seus trabalhos em conferências médicas e nos chamados seminários informativos. As companhias farmacêuticas tiveram o cuidado de não associar ostensivamente a mensagem de seus formadores de opinião à sua marca. Elas costumam pagar grandes somas de dinheiro por essas apresentações e, em alguns casos, a fornecer os fundos para subsidiar integralmente o evento. Dessa forma, promovem o fármaco ao mesmo tempo em que dão impulso à carreira acadêmica do formador de opinião que escolheram.

Esse método insidioso, mas muito eficiente – que equivale a um Cavalo de Troia usado para introduzir um fármaco –, constitui uma traição ao médico comum que lida com pacientes. O clínico médico confia que seus colegas acadêmicos estejam fazendo questão de apresentar pesquisas não tendenciosas. Quando o médico comum comparece a uma conferência acadêmica, ele ou ela confiam que os organizadores do evento estão convidando palestrantes que representam pontos de vista diversos e cientificamente válidos.

O jornalista Barry Meier do *New York Times*, em seu excelente livro *Pain Killer* [Analgésico],[6] descreve que as Big Pharma escolheram o médico Russell Portenoy como seu "formador de opinião", bancando as viagens dele pelo país para promover uma prescrição mais liberal de opioides para muitos tipos de dor. As palestras do Dr. Portenoy eram patrocinadas por companhias de fármacos ou pela Fundação Dannemiller, uma organização paga pelas companhias farmacêuticas para oferecer programas de educação continuada a médicos. O Dr. Portenoy tinha relacionamento financeiro com pelo menos uma dúzia de empresas, a maioria das quais produzia opioides prescritos.

A primeira concepção equivocada a respeito de analgésicos opioides transmitida aos médicos pelo Dr. Portenoy e outros era a de que essas drogas são eficazes para o tratamento da dor crônica (dor que se prolonga por três ou mais meses). O benefício da terapia de curto prazo com opioides é apoiada por múltiplos testes clínicos,[7] mas há pouca evidência que apoie o uso de opioides para lidar com dores crônicas, e os riscos de uso a longo prazo podem superar os benefícios.[8] Um dos riscos, paradoxalmente, pode ser um aumento na dor em razão de um fenômeno chamado "hiperalgesia (aumento da sensibilidade à dor) induzida por opioide". Estudos com animais e humanos mostram que o uso prolongado de analgésicos opioides pode causar um aumento de sensibilidade à dor e resultar em síndromes de dor que antes o paciente não tinha.[9] Um pequeno estudo prospectivo com seis pacientes que sofriam de dor lombar crônica e começaram a tomar morfina por via oral demonstrou que todos desenvolveram hiperalgesia após quatro semanas.[10]

A segunda concepção equivocada é a de que nenhuma dose de analgésicos opioides é elevada demais para o tratamento da dor. Na realidade, sabemos que a tolerância aos efeitos de alívio da dor dos opioides ocorre na maioria dos indivíduos após semanas ou meses, e que nesse ponto os opioides param de fazer efeito, não importa o quanto aumente a dose. No entanto, o risco de efeitos colaterais aumenta de maneira dose-dependente[11] – quanto maior a dose, piores os efeitos colaterais, incluindo os riscos de adicção e morte por overdose acidental.

O Dr. Portenoy baseou suas falsas afirmações em um estudo que publicou em 1986 com a Dra. Kathleen Foley em uma revista médica chamada *Pain* [Dor]. O estudo era uma revisão de 38 pacientes com dor crônica tratados com analgésicos opioides. Portenoy e Foley escreveram que "a manutenção da terapia por opioides pode ser uma alternativa segura, saudável e mais humana para aqueles pacientes com dor não maligna intratável e sem histórico de abuso de drogas".[12] Essa afirmação representa um argumento a favor de abandonar a prática anterior de prescrever opioides quase exclusivamente para dor aguda (após cirurgia ou lesão) e como paliativo da dor (ao final da vida). Os autores ainda vão além e afirmam que nenhuma quantidade de opioides para tratar dor crônica é excessiva, de novo contrariando a praxe, que sempre defendeu usar o mínimo possível para evitar riscos de morte devido a possível supressão respiratória e adicção: "Discordamos da noção de definir uma dose máxima. A farmacologia do uso de opioides no tratamento da dor se baseia na titulação da dose para obtenção do efeito".[13]

No entanto, a revisão feita por Portenoy e Foley não constitui uma prova científica de alto nível. Não inclui um número elevado de pacientes. Não houve uma comparação com um grupo que tomasse um placebo ou recebesse outro tipo de tratamento para a dor, como fisioterapia, por exemplo. Era retrospectivo e não prospectivo, ou seja, os autores pediram que os pacientes relembrassem experiências passadas, que podem ser distorcidas pelos efeitos da rememoração, em vez de solicitar suas reações a partir do momento presente, em tempo real. Embora esses pacientes endossassem melhoras na dor a partir do uso de opioides, não relataram nenhuma melhora funcional. De qualquer modo, esse estudo ficou bem conhecido na comunidade médica, e sua publicação e disseminação tiveram correlação com um repentino pico na taxa de prescrição de opioides para pacientes com dor crônica.[14]

Ao mesmo tempo em que as palestras de Portenoy atraíam um público cada vez mais amplo, ele com frequência se referia a outras publicações que apoiavam seu ponto de vista.[15] Invocou uma carta de 1980 ao editor do *New England Journal of Medicine* intitulada "Adicção é rara em pacientes tratados com narcóticos". A carta reportava que, entre os pacientes hospitalizados que tomavam opioides para a dor, pesquisas clínicas haviam constatado "apenas quatro casos de adicção em 11.882 pacientes tratados com opioides".[16] Esta carta foi citada muitas vezes por médicos e organizações médicas e com frequência utilizada pela indústria farmacêutica em sua propaganda de opioides, como se provasse que "menos de 1%" dos pacientes que recebem opioides para dor se tornavam dependentes.[17] Essa concepção equivocada – segundo a qual desde que os médicos prescrevem opioides para tratar da dor houve menos de 1% de probabilidade de seus pacientes criarem adicção – foi talvez a mais perniciosa. Implica que o bem conhecido potencial inerente de adicção dos opioides foi eliminado por um passe de mágica pelo halo de uma prescrição feita por um profissional. Sabemos que os analgésicos opioides prescritos por um médico são tão aditivos quanto a heroína comprada na esquina.

A última concepção equivocada perpetuada pela pseudociência dessa época foi a ideia de "pseudoadicção". Com base no estudo de caso de um paciente que passou a procurar outras drogas em razão de um controle de dor inadequado,[18] médicos foram levados a crer que qualquer paciente com prescrição de analgésicos opioides que busque mais drogas não é um adicto, mas apenas alguém que está com dor. A solução? Aumentar a dose de analgésicos opioides. Sabemos que muitos pacientes têm uma dor severa debilitante, e às vezes a intervenção adequada é aumentar os analgésicos opioides. Mas alguns pacientes que relatam dor e procuram mais drogas são adictos de opioides. Pode ser que tenham também uma dor não tratada. Mas, para ajudar essa população, os médicos precisam identificar e tratar os dois transtornos, em vez de ignorar a possibilidade de adicção.

Em uma entrevista gravada com o Dr. Russell Portenoy em 2011, no site de um grupo de defesa chamado Médicos pela

78 | NAÇÃO TARJA PRETA

Prescrição Responsável de Opioides [Physicians for Responsible Opioid Prescribing, PROP],[19] Portenoy faz uma despudorada defesa dos opioides na década de 1990 e início dos anos 2000: "Dei muitas palestras para um público de assistência básica de saúde, nas quais o artigo de Porter e Jick[20] era apenas uma das informações que eu citava então. Eu citava seis a sete, talvez dez linhas de pensamento diferentes, nenhuma das quais representava uma evidência concreta. E, no entanto, o que eu estava tentando fazer era criar uma narrativa para que o pessoal de cuidados básicos de saúde examinasse essas informações no seu conjunto e se sentisse mais confiante em relação aos opioides, algo que eles não faziam antes. Como o objetivo principal era acabar com o estigma, muitas vezes deixávamos as evidências em segundo plano".[21]

▶ O papel das associações médicas profissionais

Toda especialidade médica, da medicina familiar à cirurgia ortopédica, conta com associações criadas por e voltadas para esses profissionais. O propósito de uma sociedade médica é promover a especialidade e os médicos que a praticam, e, em tese, também defender os pacientes.

A partir da década de 1980, sociedades ligadas ao tratamento da dor fizeram campanhas em favor de melhor atendimento aos pacientes, incluindo defender um uso mais liberal de analgésicos opioides no tratamento da dor. Nesse sentido, tinham nobres intenções. Mas uma avaliação mais profunda revela que algumas dessas sociedades ligadas à analgesia eram subsidiadas financeiramente por fabricantes de medicamentos e, portanto, eram tendenciosas. Ajudaram a propagar dados que se revelaram falsos, incluindo minimizar o risco de adicção a analgésicos opioides prescritos para dor e aumentar o número de norte-americanos às voltas com problemas com a dor. Também influenciaram a criação de uma nova identidade estigmatizada: a do médico que não se dispõe a prescrever opioides para pacientes com dor.

A American Pain Foundation, uma sociedade para médicos que tratam da dor, recebeu 90% de seus 5 milhões de dólares de subvenção em 2010 do setor de drogas e recursos médicos. A extensão em que outras sociedades relacionadas à dor podem ter sido subsidiadas pelas Big Pharma não é clara, mas, segundo um artigo publicado pela *ProPublica* em 2012, os senadores norte-americanos Baucus e Grassley abriram uma investigação sobre a American Pain Foundation, a American Academy of Pain Medicine, a American Pain Society, o Wisconsin Pain and Policy Group e o Center for Practical Bioethics para saber a extensão em que fabricantes de drogas como Purdue Pharma, Endo Pharmaceuticals e Johnson & Johnson poderiam ter estimulado essas sociedades a promover a prescrição de analgésicos opioides.[22]

A American Pain Society, fundada em 1995 e cujo primeiro presidente foi o Dr. Portenoy, emitiu linhas gerais em que estimulava os médicos a prescreverem mais opioides para o tratamento da dor. Sua meta autoproclamada era curar a comunidade médica de sua "opioidefobia" (medo de prescrever opioides). A American Pain Society e a American Academy of Pain Medicine publicaram uma declaração consensual em 1997, proclamando que não havia evidência suficiente para concluir que opioides, quando prescritos para o tratamento da dor, podem levar o paciente à adicção.[23]

Em 2011, o comitê do Institute of Medicine (IOM), comissionado pelo Congresso dos Estados Unidos, expediu um relatório chamado "Aliviando a dor na América". Nele, declararam que 100 milhões de norte-americanos – cerca de um terço da população – sofriam de dor crônica debilitante, a um custo de 600 bilhões de dólares ao ano em tratamentos médicos e perda de produtividade.[24] Também afirmavam que era necessária uma "transformação cultural" para melhorar a gestão da dor. No entanto, o número de 100 milhões era um exagero, já que a cifra real era mais próxima de 25 milhões de norte-americanos com dor debilitante, ou cerca de 15% da população.[25] Claro, 25 milhões de pessoas com dor ainda é um número alto, e esses pacientes precisam e merecem atenção médica, mas a transformação cultural que o relatório da IOM defendia já havia ocorrido, a ponto de os médicos já estarem envolvidos em uma excessiva prescrição de opioides.

Em 2010, a International Association for the Study of Pain (IASP) emitiu uma declaração dizendo que todos os pacientes têm direito ao "acesso à gestão da dor sem discriminação com base em idade, sexo, gênero, diagnóstico médico, raça ou etnia, religião, cultura, condição marital, civil ou socioeconômica, orientação sexual, opiniões políticas ou de outra ordem" e que "tratamento adequado inclui acesso a medicações para a dor, entre elas opioides e outras medicações essenciais para a dor".[26] Essa declaração mais parece uma carta de direitos do paciente do que uma política de orientação e ilustra como a campanha para desestigmatizar o uso de opioides tornou-se uma campanha para estigmatizar qualquer médico que não os prescrevesse. Opioides, era o que se estava dizendo aos médicos, precisavam ser prescritos para todas as formas de dor, com doses crescentes; caso contrário, os médicos corriam o risco de se envolver em práticas antiéticas e discriminatórias.

▸ O papel da Federação dos Conselhos Médicos Estaduais

A Federação dos Conselhos Médicos Estaduais [Federation of State Medical Boards, FSMB] é uma organização de âmbito nacional que supervisiona os setenta conselhos médicos e de osteopatia dos Estados Unidos. As organizações desses comitês cumprem várias funções, e uma delas é policiar médicos e impor ações disciplinares aos que sejam considerados perigosos aos pacientes. Uma das formas mais severas de ação disciplinar é revogar a licença para a prática da medicina.

Em 1998, a FSMB expediu uma política para tranquilizar os médicos de que não seriam processados se prescrevessem até mesmo quantidades grandes de opioides, desde que fosse para o tratamento da dor. Em 2001, como requisito para manter a licença, todos os médicos do estado da Califórnia foram obrigados a comparecer a um curso de um dia de duração sobre o tratamento da dor. A federação estimulou os conselhos médicos estaduais a punirem os médicos que não tratassem da dor como deveriam. Os médicos viviam temerosos de medidas disciplinares do conselho e, quando negavam analgésicos opioides a um paciente, em geral sofriam um processo judicial. Em 1991, na Carolina do Norte, no caso Henry James *versus* Hillhaven Corp, foram concedidos 7,5 milhões de dólares a uma família porque uma enfermeira não havia seguido as ordens do médico para lidar adequadamente com a dor. Em 1998, na Califórnia, no caso Bergman *versus* Eden Medical Center, foi concedido 1,5 milhão de dólares à família porque o médico não lidara adequadamente com a dor do paciente.

A FSMB publicou um livro em que promove o uso de analgésicos opioides, financiado por Purdue Pharma, Endo Health Solutions e outros, e os processos de produção custaram 280 mil dólares. O livro foi desenvolvido com a ajuda de David Haddox, alto executivo da Purdue Pharma. A federação admitiu ter recebido perto de 2 milhões de dólares dos fabricantes de opioides entre 1997 e os anos 2010 para apoiar seus esforços.[27]

▷ O papel da Comissão Conjunta de Credenciamento de Organizações de Assistência Médica

A Comissão Conjunta de Credenciamento de Organizações de Assistência Médica [Joint Commission on Accreditation of Healthcare Organizations, JCAHO] é uma organização sem fins lucrativos, com sede nos Estados Unidos, que credencia outras organizações e programas de saúde. A JCAHO surgiu de um movimento na década de 1950 que visava reformular os hospitais depois de observar se os pacientes se recuperavam bem ou não. Passou por uma consolidação de seu poder ao longo dos anos, agregando múltiplas organizações médicas sob o mesmo teto, e simplificou seu nome em 2007 para Comissão Conjunta [The Joint Commission,

TJC]. Sua missão é "Ajudar as organizações de saúde a ajudarem os pacientes".

Hoje o credenciamento da Comissão Conjunta é exigido de muitos hospitais e clínicas para que possam continuar licenciados. O pagamento por serviços efetuado pelos Centros para Serviços de Medicare e Medicaid [Centers for Medicare and Medicaid Services, CMS], maior programa federal de seguro médico, também depende de aprovação na Comissão, que é obtida por meio de avaliações periódicas. Imensas quantidades de tempo e grandes somas de dinheiro são dedicadas à preparação para essas avaliações, que os hospitais pagam para que a Comissão Conjunta realize.

Tais inspeções medem a adesão às "melhores práticas", assim definidas: "Os padrões da Comissão Conjunta são desenvolvidos com contribuições de profissionais da saúde, provedores, especialistas em assuntos pertinentes, consumidores, órgãos do governo (entre eles os Centros para Serviços de Medicare e Medicaid) e funcionários. São amparados em literatura científica e no consenso de especialistas e revisados pelo Conselho de Comissários. Novos padrões só são acrescentados quando têm relação com a segurança do paciente ou com a qualidade do cuidado médico, quando têm impacto positivo nos resultados em termos de saúde, atendem ou até superam a lei e a regulamentação e podem ser mensurados com prontidão e de maneira precisa".[28]

Em 2001, a Comissão passou a considerar a dor como o quinto sinal vital, junto de batimento cardíaco, temperatura, ritmo respiratório e pressão sanguínea, que juntos indicam o estado das funções corporais essenciais de um paciente. A dor, porém, diferentemente dos sinais vitais originais, não pode ser medida de forma objetiva. Assim, a Comissão promoveu o uso da Escala Visual Analógica para avaliação da dor (uma série de rostos felizes e tristes correspondendo a graus de dor), acompanhada por uma escala de 1 a 10, em que 10 corresponde à pior dor que um ser humano pode suportar e 1 a, digamos, dar uma topada com o dedão do pé. Quantificar a dor tornou possível padronizar procedimentos entre os médicos e atender aos próprios requisitos da Comissão, que só aceitava a adoção de novos padrões se pudessem "ser medidos com precisão e prontamente".

Apesar da aparente objetividade, a Escala Visual Analógica e a escala numérica de dor são totalmente arbitrárias. Não há como medir a dor de uma pessoa. Uma perna amputada pode ser 1 na escala de dor de alguém, e outra pessoa pode sentir como 10 uma topada com o dedão do pé. Além disso, nenhum estudo científico mostra que o uso dessas escalas de dor se correlaciona a melhores resultados para o paciente. Mas o que os dados mostram, sim, é que o uso desses escores de dor aumenta a prescrição de opioides e o seu uso.[29, 30]

A Comissão lançou um "programa educacional de manejo da dor" em escala nacional e vendeu material informativo a hospitais para que pudessem atender aos padrões de tratamento da dor que seriam exigidos para aprovação na avaliação da própria Comissão.[31] Esse material incluía cartões plastificados e pôsteres da Escala Visual Analógica da dor, além de vídeos didáticos para promover uma prescrição mais liberal de opioides para seu tratamento: "Alguns clínicos têm preocupações imprecisas e exageradas a respeito de adicção, tolerância e risco de morte. Essa atitude predomina apesar de não haver evidência de que a adicção seja uma questão significativa quando as pessoas recebem opioides para o controle da dor".[32] Muitos desses materiais informativos foram produzidos pela Purdue Pharma, fabricante do OxyContin, e cedidos à Comissão gratuitamente.

Um Relatório de Responsabilização do Governo, publicado em 2003, dizia o seguinte a respeito do relacionamento entre a Comissão (aqui referida como JCAHO) e a Purdue Pharma:

> Entre 1996, quando o OxyContin foi introduzido no mercado, até julho de 2002, a Purdue financiou mais de 20 mil programas educacionais relacionados à dor por meio de patrocínio direto ou ajuda financeira. Essa ajuda incluía apoio a programas para dar aos médicos oportunidades de ganhar créditos para continuar seus

estudos em medicina, como grandes apresentações em hospitais, seminários de educação médica ou conferências médicas de nível estadual ou local. Entre 2001 e 2002, a Purdue bancou uma série de nove programas pelo país para educar médicos e funcionários de hospitais sobre como atender aos padrões de dor da JCAHO para hospitais e discutir o tratamento da dor no pós-operatório. A Purdue foi uma das duas únicas companhias farmacêuticas que forneceram fundos para os programas educacionais de gestão da dor da JCAHO. Por meio de acordo com a JCAHO, a Purdue foi a única companhia farmacêutica que teve permissão de distribuir vídeos educacionais e um livro sobre gestão da dor; esses materiais foram também disponibilizados para compra no site da JCAHO. A participação da Purdue nessas atividades com a JCAHO pode ter favorecido seu acesso a hospitais para promover o OxyContin.[33]

Em 2012, a Comissão Conjunta publicou um relatório sobre o uso seguro de opioides em hospitais, reconhecendo a necessidade de uma melhor avaliação de pacientes e da gestão para poder diminuir a incidência de overdose de opioides no ambiente hospitalar.[34]

▷ O papel da Food and Drug Administration

A Food and Drug Administration (FDA) é uma agência do Departamento de Saúde e Serviços Humanos dos Estados Unidos, responsável por garantir segurança, eficácia e qualidade das drogas medicinais. Também é responsável por aprovar medicamentos antes que cheguem ao mercado e por monitorar a segurança e a comercialização depois que ficam disponíveis ao público. A FDA contribuiu para a epidemia de opioides analgésicos prescritos tanto ao não impedir as companhias farmacêuticas de promoverem os analgésicos opioides no tratamento de dor crônica, para o que havia pouca evidência, quanto ao facilitar às companhias farmacêuticas a aprovação de novos opioides.

Toda companhia farmacêutica que pleiteia a aprovação da FDA para uma droga em particular deve demonstrar à entidade, por meio de uma série de testes clínicos (estudos), que sua droga é superior a um placebo (um comprimido açucarado) e que, quaisquer que sejam os efeitos colaterais da droga, os potenciais benefícios (para uma dada população de pacientes) superam os riscos. No final da década de 1990, a FDA implementou um novo protocolo de aprovação chamado "inscrição enriquecida" [*enriched enrollment*], que supostamente resultaria em estudos de menor porte, redução do tempo para o desenvolvimento de uma droga e menores custos de desenvolvimento para o setor farmacêutico. O jornalista investigativo John Fauber publicou um artigo no *Wisconsin Sentinel*, dizendo que a decisão de mudar os requisitos de estudo decorreu de uma série de reuniões ao longo de mais de uma década, entre especialistas em medicina da dor, a maioria do meio acadêmico, e representantes da FDA. As reuniões, apenas para convidados, foram patrocinadas pelas Big Pharma, que pagaram até 35 mil dólares para representantes de empresas farmacêuticas comparecerem, levantando "sérias questões sobre a interação entre os órgãos reguladores federais e as companhias farmacêuticas que eles regulam".[35] Na verdade, o protocolo de inscrição enriquecida parece ser uma maneira de as companhias farmacêuticas trapacearem, obtendo aprovação para analgésicos opioides que na realidade não têm a eficácia alardeada.

Em estudos tradicionais para avaliar se uma droga oferece benefícios em comparação com um placebo, os participantes são designados aleatoriamente a um desses dois grupos. Tal designação aleatória é fundamental para a qualidade dos estudos clínicos, porque garante que nenhum dos grupos ficará predisposto a ter um desempenho melhor ou pior que o outro em relação à droga ou ao placebo. Nesse desenho tradicional, as medicações opioides para o tratamento da dor crônica não estavam apresentando bom resultado por uma série de razões. Primeiro, porque muitos pacientes que tomavam opioides abandonavam o estudo em razão de efeitos colaterais, como tontura, constipação, náusea ou vômitos. Em segundo lugar, porque participantes do grupo placebo vinham se sentindo melhor, em parte por não apresentarem esses efeitos colaterais. O que ficou revelado é que o placebo é uma medicação muito boa para dor crônica. As empresas farmacêuticas estavam frustradas por não conseguirem os resultados necessários para aprovação pela FDA. Então o desenho do estudo foi refeito. O novo desenho, que persiste até hoje, é chamado de "inscrição enriquecida".

Com a inscrição enriquecida, em vez de administrar a droga em estudo à metade dos participantes e o placebo à outra metade, os pesquisadores ministram o medicamento a todos, no que é chamado de "fase de rótulo aberto", porque não só os pesquisadores, mas também os participantes, podem ver os frascos de comprimidos e saber que estão tomando um opioide. Nessa fase, nada menos que metade dos participantes sai do estudo em razão dos efeitos colaterais e da intolerância a opioides, ou quem sabe apenas porque os opioides não sejam uma boa medicação para a dor crônica. As pessoas que permanecem são aquelas que estão tendo algum nível de benefício com os opioides. Ao final dessa fase de rótulo aberto, a dose de opioides de todos os participantes vai diminuindo até a supressão total, e então ocorre a realocação aleatória das pessoas aos dois grupos, o de opioides e o de placebo.

A inscrição enriquecida é um esquema falho, porque a população do estudo não é generalizável a todos os pacientes de dor crônica, mas apenas aos pacientes de dor crônica que já aceitam bem opioides. O estudo, além disso, deixa de ser duplo-cego, porque os participantes que experimentam a retirada do opioide, o que em algumas pessoas pode se estender por semanas e meses, continuam sentindo-se pior quando colocadas aleatoriamente em placebo. O que acaba acontecendo naturalmente é que muitos dos indivíduos que aceitavam bem os opioides e são aleatoriamente colocados no grupo do placebo acabam saindo do estudo, e isso eleva a taxa de evasão desse grupo em relação ao grupo dos que tomam a droga. Como resultado, a droga opioide acaba parecendo melhor que o placebo, e é então aprovada pela FDA.

Vejamos a analogia a seguir. Imagine que você tem uma tese de que, para manter as crianças felizes e bem-comportadas durante a hora do recreio, jogar futebol é melhor do que ensinar artesanato. Você pega a classe toda da terceira série e, aleatoriamente, tirando de um chapéu papeizinhos com nomes, divide os alunos em dois grupos: metade vai jogar bola e a outra metade vai fazer trabalhos manuais. No final, você aplica alguma medida para avaliar se as crianças ficam mais felizes e bem-comportadas quando jogam futebol ou quando fazem atividades de artes. Esse é o desenho clássico de um estudo randomizado.

Mas suponha agora que, em vez de fazer isso, primeiro você coloque todas as crianças jogando futebol todos os dias no intervalo, por duas semanas. É claro que as crianças que já gostam de jogar futebol, que são mais atléticas ou que têm um nível mais alto de energia provavelmente vão gostar. As que são naturalmente menos atléticas, que têm menos energia ou que não querem praticar esportes não vão gostar tanto. Na realidade, algumas poucas podem simplesmente se recusar a participar e até trazer autorização dos pais para que lhes seja permitido ficar sentadas durante o intervalo. Ao final das duas semanas, é possível que você tenha apenas metade das crianças ainda jogando futebol, porque as outras abandonaram o estudo. Todos os estudos clínicos têm abandono dos participantes e acabam com menos gente do que no início.

Com as crianças que restaram, a maioria das quais gosta de futebol, você agora designa metade delas aleatoriamente para jogar futebol e metade para o artesanato. As crianças que aleatoriamente voltaram para o futebol estarão felizes. As que foram para o grupo de artesanato, nem tanto. Vão sentir falta de jogar futebol e ficarão inquietas e irritadas, pois seu corpo se acostumou a se exercitar durante o intervalo. Os resultados de seu estudo então vão mostrar de maneira inequívoca que as crianças que jogam futebol ficam mais felizes e mais bem-comportadas do que as que fazem artesanato, e agora todas as escolas no distrito, em razão do seu estudo, vão obrigar as crianças a jogar futebol no intervalo.

A FDA tem introduzido algumas limitadas inovações para lidar com a epidemia de opioides prescritos, mas cada passo à frente é seguido por dois passos para trás. Em 2014, a FDA reclassificou o Vicodin, um dos analgésicos mais mal utilizados na década de 1990 e no início da de 2000, e o colocou na categoria controlado II, o que torna mais difícil para os médicos prescrevê-lo e, portanto, mais difícil para os pacientes obtê-lo.[36] Mas, quase ao mesmo tempo, em 2013, a FDA aprovou o Zohydro, uma versão de ação prolongada do Vicodin, que pode ser tão aditiva ou mais que o original. A FDA também está mantendo no mercado drogas como o Opana, que foi aprovado em 2011 como analgésico opioide "dissuasor de abuso", mas que desde então tem se mostrado altamente aditivo quando injetado. Há pouco tempo, ele foi recentemente associado a um surto de HIV na área rural de Indiana, ocorrido em 2015, e a um surto de infecções por hepatite C no Kentucky, no Tennessee, em Virginia e na Virginia Ocidental.

▸ A locomotiva e o último vagão

Em 2007, três altos executivos da Purdue admitiram responsabilidade pela "má rotulagem" do OxyContin como menos aditivo do que ele é de fato, e a Purdue pagou um total de 634 milhões de dólares em multas, a décima primeira maior multa paga por uma empresa farmacêutica na história do Departamento de Justiça norte-americano. Das multas pagas pela Purdue em 2007, cerca de 160 milhões de dólares foram para reembolsar o governo federal e alguns estados por danos sofridos pelo programa Medicaid, o seguro-saúde do governo para pessoas de baixa renda.[37]

O Kentucky, um dos estados mais atingidos pela epidemia de prescrição de opioides, recusou-se a aceitar seu reembolso de 500 mil dólares (foi o único estado a fazer isso) e decidiu entrar com seu próprio processo de ação coletiva contra a Purdue. Processos similares foram protocolados pelos estados de Illinois e da Califórnia. Quando o processo do Kentucky for julgado, será um evento sem precedentes.* A Purdue Pharma nunca foi a julgamento por causa do OxyContin e conseguiu se safar de mais de quatrocentos processos por danos pessoais relacionados ao uso desse medicamento. Se o Kentucky vencer, a empresa terá uma multa extraordinária, comparável às ações coletivas que custaram bilhões às Big Tobacco [grandes fábricas de cigarros norte-americanas] na década de 1990. Infelizmente, é muito pouco e chega tarde demais para as 175 mil pessoas que morreram por overdose de opioides prescritos entre 1999 e 2013, sem falar das vidas perdidas antes e depois disso.

Os fabricantes de analgésicos opioides têm contribuído para a epidemia que assolou os Estados Unidos, mas a culpa não pode ser atribuída apenas às Big Pharma. Os médicos também são responsáveis, em especial os do meio acadêmico e os que ocupam posições de liderança, porque ignoraram as evidências de riscos e de falta de eficácia a fim de cuidarem dos próprios interesses. Eles até podem ter começado com o desejo de ajudar, mas se desencaminharam ao longo do trajeto. Também cabe culpa aos órgãos regulatórios como a Federação dos Conselhos Médicos Estaduais, a Comissão Conjunta e a FDA, que cegamente seguiram a orientação do setor farmacêutico, propagaram desinformação e falharam em cumprir seu papel regulador.

A medicina tradicional foi a locomotiva por trás dessa mudança de paradigma nos opioides, e as Big Pharma foram o sorrateiro e poderoso último vagão. A medicina propiciou legitimidade e as Big Pharma entraram com os fundos para disseminar a mensagem. Previram mal o desfecho de sua parceria e tampouco anteviram que ela poderia se transformar no trem descarrilado da epidemia de opioides. ■

---

* Em dezembro de 2015, o estado do Kentucky firmou um acordo com a Purdue Pharma no valor de 24 milhões de dólares, os quais, por determinação judicial, devem ser investidos em programas de tratamento da adicção. [N.E.]

CAPÍTULO 5 ————————————————————————

O paciente que procura droga
Fingimento *versus* cérebro sequestrado

JIM TEVE ALTA DO HOSPITAL e saiu com um cateter central de inserção periférica [*peripherally inserted central catheter*, PICC], posicionado para permitir o acesso intravenoso prolongado dos antibióticos que continuaria tomando nos meses seguintes para tratar da sua infecção. Semanas mais tarde, Jim descobriria que esse acesso PICC era útil também por outras razões.

Ele recebeu prescrição de tomar, durante um mês, um suprimento de Norco, uma combinação de acetaminofeno (Tylenol) e do opioide altamente aditivo hidrocodona (o ingrediente básico do Vicodin). Em uma semana, Jim já tomava mais Norco que o prescrito, que era de dois comprimidos a cada quatro horas, uma dose inicial considerável. Em três semanas, seu suprimento de um mês acabou e ele estava de volta à mesma sala de emergência do hospital pedindo mais.

Seis meses após sua hospitalização, Jim estava ingerindo o equivalente a 600 mg de morfina em opioides[*] todos os dias, o suficiente para matar um elefante bebê. Alguém que nunca tomou

---

[*] Em geral, conversões e comparações entre diferentes opioides são feitas estimando-se a dose equivalente de morfina oral, o que costuma ser referido como miligramas equivalentes de morfina [*morphine milligram equivalents*, MME]. Por exemplo, 10 mg de oxicodona oral equivalem a cerca de 15 mg de morfina oral, ou 15 MME.

opioides ou que não o tenha feito por muito tempo provavelmente morreria, mas o corpo e o cérebro de Jim haviam adquirido tal tolerância ao efeito dos medicamentos que, àquela altura, ele precisava tomar essa dose todos os dias só para evitar os sintomas da abstinência. Se não, sentiria náuseas, diarreia, irritabilidade, ansiedade e cáibras musculares dolorosas.

Ele dizia a si mesmo que estava tomando a medicação para tratar da dor lombar e, portanto, que "tinha direito". Dizia a si mesmo que iria parar no dia seguinte, que a coisa estava sob controle e que não seria como a bebida. Ao mesmo tempo, não conseguia pensar em outra coisa que não fosse obter e usar comprimidos para dor.

Por volta de 2013, Jim passava o tempo todo indo a diferentes consultórios, às vezes visitando vários médicos no mesmo dia, mas sem repetir o mesmo médico antes de duas semanas, sempre à procura de receitas de Norco e outras medicações similares (oxicodona, OxyContin, Vicodin, Percocet), todas com o mesmo ingrediente ativo: opioides. O truque, Jim descobriu, era encontrar aqueles médicos que atendem "sem hora marcada", dizendo "não é preciso agendar", porque já estão acostumados a receber pacientes que nunca viram antes em busca de tratamento.

A aparência descompromissada de Jim agia em seu favor. Geralmente vestia camiseta e calça de moletom, sempre muito limpas, e tênis e meias brancas. Seu cabelo curto, tingido de preto, deixava-o levemente parecido com Ronald Reagan. Não era nem alto nem baixo, nem gordo nem magro, nem rico nem pobre. Era um homem comum, apresentável e esquecível.

Exagerava os sintomas e tentava validar suas alegações com evidências médicas objetivas. Usava uma bengala e sabia como mancar de modo convincente. Vinha armado com uma cópia de seu atestado oficial de dispensa médica, no qual constava seu diagnóstico, e procurava sempre usar uma camisa ou camiseta de manga curta para deixar bem visível seu acesso PICC. Dizia aos médicos que ainda estava tomando antibióticos categoria IV, embora a necessidade de tais medicamentos já tivesse cessado há muito tempo, e o acesso PICC era a essa altura mais um objeto de cena do que um dispositivo médico necessário. A cada visita, descrevia seus tratamentos anteriores e mencionava pelo nome os médicos que o haviam tratado, porque sentia que usar um nome específico dava legitimidade à sua história. Se os médicos reconhecessem os nomes, melhor ainda.

Ele procurava acima de tudo ser amável e simpático. Raramente mencionava uma droga específica, deixando que os próprios médicos fizessem isso. Falava da terrível dor que sentia, fazendo uma careta e direcionando o olhar para a região lombar e as pernas.

Sabia que os médicos fariam perguntas e estava preparado para respondê-las:

— Por que você não procurou seu primeiro médico para tratar desse problema?

— Ele se aposentou. (Ou "Ela está de licença-maternidade", ou "Ele não é especialista em dor".)

— O que mais você tentou para aliviar sua dor?

— Tylenol, ibuprofeno, aspirina, acupuntura, injeções no ponto disparador, fisioterapia, nada funcionou.

— Quais são suas metas de longo prazo em termos de gestão da dor?

— Não quero mais tomar medicações. Quero cair fora disso. Quero melhorar. Mas a dor é terrível…

Jim usava estratégias diferentes para conseguir as drogas que queria. Mostrava-se encantador, conciliador, nunca fazia pressão, e mentia. Exagerava os sintomas. Dizia estar em tratamento, o que não era verdade. Prometia que ia parar de tomar medicação – promessas que não tinha a menor intenção de cumprir.

Estratégias usadas por pacientes que procuram drogas

Os pacientes usam várias estratégias para manipular os médicos e obter as drogas que querem. Podemos codificar as inúmeras maneiras que indivíduos que procuram drogas empregam para manipular profissionais e colocá-los em diferentes categorias, ou personas. Esses rótulos não têm a intenção de desmerecer tais pacientes, e sim de retratar o tipo de comportamento complexo para memorizá-lo.

SICOFANTAS: são os pacientes que lisonjeiam e bajulam, elogiando a competência e a compaixão do médico, comparando essas qualidades com as de todos os outros profissionais com os quais se consultaram. As pesquisas de satisfação dão a essa técnica um impulso adicional, porque tal comunicação vai além do médico e do paciente: ela pode ser vista pela instituição hospitalar e às vezes circula pela internet toda, como no caso das plataformas que dão pontuações aos médicos, utilizando como critério único as avaliações feitas pelos pacientes.

SENADORES: aqueles que usam a técnica da conversa fiada e gastam a maior parte do tempo da consulta falando de assuntos que não têm a ver com a prescrição. Fazem isso de propósito e só vão tratar do assunto nos últimos minutos da consulta. Com isso, confiam que o médico, sob a pressão da escassez de tempo, acabe prescrevendo a droga, porque é o que vai resolver a questão mais depressa. Concordar com uma prescrição e receitá-la consome menos de um minuto. Dizer "não" consome meia hora ou mais e atrasa toda a agenda do médico.

EXIBICIONISTAS: são aqueles que expressam emoções intensas e fazem gestos dramáticos ao requisitarem mais medicação. Às vezes se contorcem de dor. Outras vezes seguem quase que um roteiro a fim de revelar bolsas de colostomia, cicatrizes cirúrgicas, deformidades congênitas. Essa teatralização exagerada tem a intenção de ilustrar uma pretensa condição de extrema necessidade. Como declarou um paciente a respeito da prescrição das drogas que solicitou a mim: "Estou pegando fogo, e você é o Corpo de Bombeiros".

PERDEDORES: são os pacientes que têm uma acentuada tendência de colocar as medicações nos piores lugares possíveis. Com uma regularidade impressionante, perdem o remédio na máquina de lavar, deixam cair do barco onde estavam pescando, ou dentro do vaso sanitário, bem na hora em que acabavam de dar a descarga – a água parece ser um tema prevalente. Ou então alegam que esqueceram no quarto do hotel, que ficou na bagagem extraviada durante uma saída de fim de semana, e, sim, também já ouvi gente dizer que o cachorro da família comeu o remédio.

O PESSOAL DO FIM DE SEMANA: essas pessoas pedem antecipação de medicação ou aumento de dosagem quando seus médicos, aqueles que já os conhecem bem, têm uma probabilidade menor de estar disponíveis. Hospitais de universidade, onde os residentes são plantonistas que têm menos experiência e acabam atendendo muitos casos fora do expediente normal, são vulneráveis a essa técnica. Grandes conglomerados de saúde nos quais o trabalho por turnos é a norma também podem cair nessa história.

COMPRADORES: alguns pacientes recorrem a vários médicos para obter as mesmas prescrições, ou similares. Procuram quem aceite consultas sem hora marcada e esteja acostumado a atender um paciente uma única vez e depois nunca mais vê-lo. Os prontos-socorros são um dos melhores locais para isso, porque têm sempre vários médicos à disposição. Segundo um estudo, pacientes que procuram prescrição de opioides geralmente têm entre 26 e 35 anos, pagam as consultas em dinheiro e procuram formulações de oxicodona (2,8%), oximorfona (2,3%) e tramadol (2%).[1]

IMITADORES: aqueles que assumem diferentes identidades em diferentes consultórios ou hospitais – o contrário dos Compradores. Em vez de correr atrás de médicos diferentes, eles mesmos se tornam pessoas diferentes.

DUPLA DINÂMICA: chegam ao consultório acompanhados, em geral da mãe, que é a codependente mais comum. Enquanto o paciente se retorce de dor, a mãe chora. Juntos formam uma dupla formidável e muito convincente.

GÊMEOS: esses pacientes são também provedores de assistência médica ou então de uma classe profissional e social com a qual o médico tem relação. Sabem como criar uma sensação de pertencimento, falando das escolas que frequentaram, dos empregos de alto nível que têm ou tiveram e de possíveis conhecidos em comum. Provedores de cuidados médicos usam seu conhecimento íntimo do sistema de saúde para incentivar os colegas a fazerem a prescrição.

Ratos do campo e ratos da cidade: extremos opostos do espectro do saber. O rato do campo é o falso ingênuo e o da cidade, o malandro. O rato do campo finge não saber nada sobre medicações prescritas e educadamente convence o médico a sugerir as drogas. O rato da cidade, ao contrário, vaga pelo pronto-socorro dizendo ser alérgico a qualquer medicação analgésica, exceto "Dilaudid direto na veia" [o que significa que a seringa de medicação opioide é esvaziada na corrente sanguínea de uma vez para criar um efeito imediato], "acompanhado por um Benadryl" [um anti-histamínico conhecido por aumentar o barato dos opioides]. Uma vez entrevistei uma enfermeira que contou ter tratado de um "rato da cidade" tão resistente a passar do Dilaudid "direto na veia" para o opioide oral ou retal que deixou o hospital sem receber nenhum tratamento.

Valentões: são pacientes que recorrem à intimidação emocional ou mesmo física para forçar médicos a prescrever. O *bullying* talvez seja uma das técnicas mais eficazes. Esses pacientes têm profunda compreensão dos medos que atormentam os médicos – receber uma avaliação negativa, ser processado – e os exploram para conseguir o que querem.

Imitadores: aqueles que usam a internet para obter informação sobre como conseguir prescrições. Uma enquete do Google sobre "Como engambelar médicos para que lhe deem remédio contra dor" mostrou o seguinte resultado: "O truque – sério – é ir consultar um médico pobre em uma área pobre da cidade. Exponha sua lista básica de exigências, pague a consulta em dinheiro e seja o paciente perfeito. A cada consulta, peça um pouco mais de analgésicos para um pouco mais de dor. Os médicos querem se proteger legalmente, com receio de ir parar na cadeia ou ser processados, mas não veem problema em você gerenciar a própria dor pelo resto da vida". E também: "É só você dar uma lida naquela bobagem de problemas médicos, como sintomas de fibromialgia, e então ir à consulta e dizer que é daquele jeito que você se sente. Fibromialgia é só um termo médico inventado para pessoas que querem analgésicos".

OTIMISTAS ESFORÇADOS: são pacientes que vão levando, sempre relatando melhora suficiente para convencer o médico de que estão quase chegando lá, quase no topo da montanha, e ao mesmo tempo dizendo que ainda sentem desconforto suficiente para continuar a receber a prescrição desejada. São similares aos pacientes que dizem "Queria muito parar com esses remédios", mas que nunca tomam as medidas necessárias para que isso aconteça.

▸ Compreender o paciente que procura droga

Para os propósitos desta discussão, o paciente que procura droga é o que tenta obter a medicação para o uso não terapêutico ou para o uso aditivo, e não o que tem intenção de dar ou revender o medicamento (desvio de propósito).

A explicação dominante para esse tipo de atitude é acusar o paciente de simulação. Segundo o *Manual Diagnóstico e Estatístico de Transtornos Mentais* (DSM-5), compêndio mais utilizado para descrever e subclassificar transtornos mentais, a simulação consiste em "fingir doença com a intenção consciente de obter algum bem tangível não relacionado com a recuperação da doença". Os simuladores costumam estar à procura de uma refeição quente e um abrigo, ou então buscam obter um auxílio por deficiência e/ou drogas prescritas para uso não terapêutico. Pacientes simuladores constituem uma das pouquíssimas situações em medicina em que os médicos podem se recusar a prestar cuidados.

Mas a simulação não capta por completo o fenômeno da procura de drogas. Sim, pacientes com essa intenção mentem e manipulam os médicos, e fazem isso em plena consciência. Mas, se fossem só as drogas que estivessem em jogo, eles poderiam obtê-las com mais facilidade de um traficante ou de uma farmácia online em menos tempo e muitas vezes gastando menos.

O paciente que procura droga é mais bem compreendido quando visto pela lente da adicção. A adicção é um estado cerebral alterado no qual a motivação pela sobrevivência básica foi "sequestrada" pelo impulso de obter e usar substâncias. A invocação do "cérebro sequestrado", uma metáfora contemporânea comum para descrever a adicção, levanta questões filosóficas importantes sobre o papel da escolha, da vontade e da responsabilidade moral entre pacientes que estão procurando drogas. A médica Nora Volkow, diretora do Instituto Nacional de Abuso de Drogas e uma das principais propositoras do modelo de adicção do cérebro sequestrado, tem comparado o paciente adicto que procura droga a um indivíduo faminto procurando comida. Se você fica sem comer por três dias, diz ela, também pode fazer coisas que antes nunca teria cogitado fazer, ações completamente fora de seu registro moral, apenas para obter um pedaço de pão.

▶ Neuroadaptação e o equilíbrio prazer-dor

Para entender a neurociência que apoia a ideia do cérebro sequestrado, imagine uma daquelas balanças antigas com um travessão reto apoiada em um fulcro e dois pratos de igual peso, um de cada lado. A função dessa balança é registrar e comunicar prazer e dor. Quando o braço esquerdo do travessão pende para baixo, o cérebro sente prazer. Quando o braço direito desce, o cérebro sente dor. Quando não há nada nos pratos, o travessão fica nivelado, ou seja, há homeostase, e não se registra nem prazer nem dor.

Segundo George Koob, um neurocientista que passou a carreira inteira estudando as mudanças neuroadaptativas pelas quais o cérebro passa ao estar exposto cronicamente a substâncias aditivas, a posição preferida do travessão é nivelada, ou seja, quando nenhum dos pratos pesa mais que o outro. Para alcançar e manter esse estado de equilíbrio, o cérebro fica constantemente se ajustando e reajustando no nível bioquímico. Quando um indivíduo come um pedaço de chocolate, por exemplo, o travessão inclina-se para o lado esquerdo, comunicando prazer, que é mediado pela liberação do neurotransmissor dopamina. Mas a balança quer ficar nivelada de novo, então é como se pequenos monstrinhos, como se fossem *gremlins* cerebrais, começassem a pular no lado oposto da balança. Isso pode traduzir-se em diminuição da quantidade de dopamina que o cérebro produz ou em diminuição dos receptores neuronais que reconhecem a dopamina. Com isso, o prazer de comer chocolate tem vida curta, e o travessão fica de novo nivelado. O cérebro agora está "adaptado" ao chocolate, e o segundo pedaço que você come não tem um gosto tão bom quanto o primeiro, nem de longe.

Drogas e álcool liberam muito mais dopamina extracelular do que o chocolate. Ao consumir substâncias, o travessão inclina-se muito mais para a esquerda do que ao comer um pedaço de chocolate. O resultado não é apenas prazer, mas euforia – um barato. No cérebro saudável, uma porção de *gremlins* cerebrais se amontoa do lado oposto da balança para reequilibrá-la.

Agora imagine que uma substância aditiva é consumida durante semanas a fio. Os *gremlins* vão precisar trabalhar muito mais para compensar, fazendo diversos ajustes nos níveis celular e neurológico para manter a balança equilibrada. Com o tempo, o resultado é que o cérebro fica significativamente alterado em relação ao seu estado habitual.

E o que acontece se o indivíduo decide que não quer mais ingerir a substância ou se não consegue mais obtê-la nas quantidades adequadas para desafiar os *gremlins*? O peso do braço esquerdo do travessão é aliviado e a balança começa a pender para a direita. Os *gremlins* começam a ir embora freneticamente, mas são tantos que não conseguem sair rápido o suficiente, portanto a balança passa direto pelo equilíbrio e continua inclinando-se para a direita. Quando a balança está pendendo para a direita, o indivíduo experimenta dor. Essa sensação se manifesta na forma de uma abstinência física, mas, mais importante, ela é associada à dor emocional da abstinência psicológica prolongada, o que gera depressão, ansiedade, irritabilidade e insônia, que podem estender-se por semanas, meses e, em alguns casos, por anos. Essa dor é tão intensa e devastadora que obriga a repetir o uso da droga não para sentir o barato, mas simplesmente para equilibrar o travessão e se sentir normal. Koob chama isso de "recaída movida a disforia".[2]

A passagem do tempo (em geral de semanas a meses) acaba permitindo que todos os *gremlins* desçam da balança, que então fica nivelada, e a homeostase é restabelecida. Mas, até que isso ocorra, a única maneira pela qual algumas pessoas adictas conseguem suportar a dor é ficar em um ambiente restrito onde não tenham acesso a drogas – um centro residencial de tratamento, um lugar ermo na natureza, um internato terapêutico fechado. Uma abordagem que, embora mostre falhas, é bastante aceita para lidar com pacientes adictos é usar os Estágios do Modelo de Mudança (pré-contemplação, contemplação, preparação, ação e manutenção) e perguntar às pessoas adictas se estão "prontas" para entrar em "ação" e parar com a adicção. Se perguntarmos a um paciente adicto se ele está pronto para o tratamento enquanto a balança ainda estiver pendendo para a direita e seus pensamentos e emoções estiverem sequestrados pela compulsão fisiológica de usar drogas, a resposta não vai refletir seus verdadeiros pensamentos e sentimentos, e sim a voz de sua adicção. Vi inúmeros pacientes que, no tormento de uma abstinência aguda, recusaram tratamento, mas que três dias mais tarde, passada a crise, expressaram um desejo autêntico de se tratar.

Alguns indivíduos, porém, talvez nunca sejam capazes de nivelar sua balança e recuperar a homeostase em seu caminho de recompensa. Talvez sua balança tenha se quebrado em razão de um dano cerebral irreversível que, em tese, pode ter sido causado pelo uso da droga por muito tempo. Esses são os mesmos indivíduos, pelo menos ao que parece, que talvez se beneficiem de uma terapia de longo prazo com tratamento opioide agonista (metadona) como uma maneira de equilibrar a balança.

▷ A explicação racional para a metadona

A prática de ministrar um opioide para tratar transtornos de uso de opioides começou nos Estados Unidos há mais de cinquenta anos. Dois médicos, Vincent Dole e Marie Nyswander, publicaram um estudo pioneiro em 1967 demonstrando ser possível melhorar a vida das pessoas com adicção severa à heroína ao lhes dar doses diárias de metadona, um opioide sintético produzido em laboratório. Diferentemente da heroína, que dura apenas um curto período (algumas horas) até que o indivíduo comece a experimentar uma dolorosa abstinência, os efeitos da metadona duram pelo menos um dia e, com isso, cobrem a lacuna que vai de uma dose diária a outra. Assim, indivíduos que desenvolveram tolerância e adicção a opioides e precisam deles só para se sentir normais podem tomar metadona uma vez ao dia e alcançar o equilíbrio (homeostase). Dole e Nyswander observaram que os indivíduos adictos de heroína que estavam apresentando um comportamento de procura da droga poderiam, com a metadona, aplicar seus esforços a tarefas corriqueiras da vida diária.

O comportamento de procurar droga, assim como o roubo, é observado após a adicção se estabelecer e a droga narcótica tornar-se euforigênica. A questão de saber se essa reação anormal decorre de uma fraqueza básica de caráter ou se é consequência do uso da droga pode ser mais bem estudada quando a fissura pela droga é aliviada. Pacientes que estão no programa de manutenção da metadona, bloqueados contra a ação euforigênica da heroína, dirigem suas energias para trabalhos escolares e para os seus empregos. O esforço para se tornarem membros autoapoiados da comunidade podem impressionar os críticos que os haviam considerado autoindulgentes quando estavam adictos e fissurados pela droga. Quando a fissura é bloqueada e não se produzem efeitos narcóticos, o comportamento de procurar droga cessa.[3]

O trabalho pioneiro de Dole e Nyswander revolucionou o tratamento da adicção a opioides e melhorou a vida de muitos indivíduos adictos. Hoje, mais de 250 mil norte-americanos recebem terapia de manutenção com metadona, também conhecida como terapia opioide agonista, terapia de substituição de opioide ou terapia de manutenção de opioide. Estudos realizados ao longo de muitos anos em vários países, como Austrália, China, França, Irã, Lituânia, Malásia, Ucrânia e Reino Unido, dão apoio à eficácia da terapia opioide agonista.[4] Um estudo na Noruega, por exemplo, demonstrou que indivíduos que estão em tratamento com metadona, em comparação com usuários de drogas injetáveis que não estão em tratamento, têm número significativo menor de overdoses não fatais, cometem menos furtos, reportam menos tráfico de drogas e usam menos heroína.[5] O tratamento para essa população beneficia não só o usuário individual como contribui para o bem público ao reduzir o crime, a infecção por HIV, a hepatite e a mortalidade em geral, mesmo quando as pessoas que recebem tratamento não são capazes de alcançar uma abstinência contínua da droga.

A terapia opioide agonista é também positiva em termos de custos. Um estudo dos Estados Unidos que examinou como a terapia opioide agonista afeta os padrões de assistência médica, os serviços de medicação da adicção e os custos do ponto de vista do sistema de saúde revelou que os pacientes que recebem esse tipo de terapia junto com aconselhamento sobre adicção têm um custo total de saúde médica significativamente menor que o dos pacientes com pouco ou nenhum tratamento de adicção (custos médios de assistência médica com tratamento de opioide agonista = 13.578 dólares; custos médios de assistência médica sem tratamento de adicção = 31.055 dólares).[6]

Apesar de todas as evidências em apoio à sua eficácia, a terapia de opioide agonista ainda é controversa. Parece contraditório que os médicos deem aos pacientes um opioide para tratar de uma adicção a opioides. Uma das barreiras ao tratamento com metadona é ter que comparecer todos os dias a uma clínica de manutenção, o que para muitos é estigmatizante. Além disso, a metadona, em especial no início da terapia, implica alto risco de overdose acidental.

O Suboxone (buprenorfina-naloxona) é a única terapia de opioide agonista aprovada pela FDA, além da metadona, para a adicção a opioides. Começou a ser utilizado para tratamento de adicção a opioides nos Estados Unidos em 2002, depois da aprovação da Lei de Tratamento da Adicção a Drogas, de 2000. Essa lei permitiu que os médicos, pela primeira vez em quase um século, prescrevessem um opioide para o tratamento de adicção a opioides a partir de uma prática baseada em consultório. (A metadona para adicção a opioides só pode ser prescrita por clínicas especializadas em manutenção por metadona. Somente quando a metadona é prescrita para dor é que pode ser prescrita em outras instalações.*) A Harrison Narcotics Tax Act de 1914 havia criminalizado a adicção a opioides assim como o uso de qualquer opioide "para o propósito exclusivo de manutenção".

O Suboxone tem importantes vantagens sobre a metadona. Um suprimento para um mês pode ser obtido diretamente por meio de uma receita médica, eliminando a necessidade de comparecer todo dia a uma clínica. Ele tem um efeito limite na supressão respiratória, o que significa que não oferece o mesmo risco de overdose acidental por supressão respiratória como a metadona e

---

* O fato de a metadona para tratar adicção a opioides só poder ser dada em uma clínica e da metadona para tratar dor poder ser receitada por qualquer médico, sem exigência de licença especial, é um dos padrões duplos que resistem na prática médica atual e um exemplo de como o tratamento da adicção é marginalizado e estigmatizado. A metadona prescrita em forma de comprimidos para dor, e não a metadona de clínicas de manutenção, contribuiu muito para as altas taxas de morte por overdose de analgésicos opioides nas décadas de 1990 e 2000.

outros opioides. Também se une e estimula o receptor de opioide do mesmo modo que a heroína, a morfina e a metadona, mas não cria o mesmo tipo de barato intenso que os usuários experimentam com esses outros opioides, reduzindo ou bloqueando os efeitos de outros opioides se tomados ao mesmo tempo.[7]

▶ Negação

A negação, um aspecto comum da adicção, também tem seu papel no paciente que procura droga e suas características únicas quando se trata de mau uso de drogas prescritas. Trata-se de um mecanismo de defesa que objetiva ignorar algum aspecto da realidade, porque reconhece que tal aspecto naquele momento seria avassalador para a psique. É um sutil diálogo interno que pacientes têm para justificar suas ações. Nesse contexto, a negação permite que o indivíduo adicto racionalize a procura compulsiva da droga como se estivesse procurando ajuda: "Preciso dessa medicação para a minha dor". Se esses pacientes decidissem conseguir drogas de traficantes ou de uma farmácia ilegal da internet, sairiam do papel de pacientes e entrariam de maneira mais definitiva no papel de "dependentes psíquicos", o que dificultaria bem mais justificar tomar a droga para se recuperar de uma doença ou lesão.

Mas pacientes que procuram droga são também motivados por uma crença autêntica em suas narrativas de doença. Eles acreditam genuinamente que estão doentes e que precisam da medicação para sobreviver. Em muitos casos, estão de fato doentes, com condições médicas dolorosas que requerem tratamento. Sua crença na necessidade de certas medicações tem sido reforçada por experiências prévias com médicos que também acreditam na narrativa de doença e se dispõem a fazer a prescrição. Nem pacientes nem médicos vão se desapegar dessas narrativas facilmente ou por vontade própria, apenas porque a classe médica tradicional decidiu mudar o modo como esses pacientes são tratados.

O dilema do prisioneiro
e o *Tit for Tat* ("olho por olho")

Considerando que pacientes adictos de drogas prescritas são levados por razões fisiológicas a procurar e consumir essas drogas, e que vão manipular os médicos para obtê-las, e levando também em conta que os médicos têm capacidade limitada de discernir quais pacientes estão se beneficiando das drogas que prescrevem e quais estão fazendo mau uso delas ou são adictos, ocorre o que os economistas comportamentais chamam de dilema do prisioneiro.

O dilema do prisioneiro descreve uma situação em que a cooperação mútua é proveitosa, mas a traição unilateral é mais vantajosa para aquele que trai. O exemplo clássico citado pelos economistas é o de dois criminosos presos por um crime que cometeram juntos e confinados em solitária, portanto sem condições de se comunicarem. Se ambos ficarem em silêncio (cooperação mútua), os dois serão postos em liberdade condicional. Se cada um testemunhar contra o outro (traição mútua), pegarão dois anos de prisão. Se um testemunhar contra o outro e este se mantiver em silêncio (traição unilateral), aquele que testemunhou fica livre e o que silenciou pega dez anos.

Um médico que prescreve drogas potencialmente aditivas a um paciente que corre o risco de fazer mau uso ou de criar adicção a elas – o que, na prática, engloba qualquer paciente – enfrentará o dilema do prisioneiro. Se o paciente tomar a medicação conforme prescrito (cooperação mútua), a dor será tratada e o médico cumprirá sua missão de curador. Se o paciente não utilizar a medicação como prescrito (mau uso ou traição unilateral), conseguirá o que quer (mesmo que não seja o que precisa), mas o médico terá falhado em sua missão. Se o médico se recusar a tratar do paciente (traição unilateral da outra parte), terá se livrado de um paciente complicado, mas este perderá acesso aos cuidados. Não há nada no treinamento ou na educação que o médico recebe que o prepare para a complexidade desse tipo de situação.

O teórico de jogos Robert Axelrod convidou colegas acadêmicos do mundo todo para conceber estratégias de computador que pudessem competir em um torneio iterativo de dilemas de prisioneiros. Os programas apresentados variavam em complexidade, agressividade e capacidade de perdoar. Muitos competidores usaram modelos bayesianos e metanálises para tentar prever movimentos futuros. Com encontros repetidos em um longo período, cada um usando estratégias diferentes, alguns estrategistas ambiciosos tenderam a ter um desempenho muito fraco, enquanto estrategistas altruístas foram mais bem-sucedidos. (A estratégia de não retaliação, de "cooperar sempre", foi também uma das menos bem-sucedidas e sistematicamente explorada por estratégias "maldosas".)[8]

A estratégia vencedora do torneio foi a de Anatol Rapoport, que apresentou *Tit for Tat* [olho por olho], a contribuição mais simples, contendo apenas quatro linhas de BASIC.[9] A *Tit for Tat* começa com cooperação mútua, mas, quando a traição ocorre, é seguida por medidas de retaliação proporcionais, um padrão que é mantido até a cooperação mútua ser restabelecida.

Eis como fica a *Tit for Tat* em um caso de mau uso de prescrição ou de paciente adicto. Primeiro, o médico concorda em tratar do paciente e este concorda em cumprir o tratamento, isto é, tomar a medicação controlada conforme prescrito (cooperação mútua). Desde que o paciente coopere e tome a medicação como combinado, o médico continuará a prescrevê-la. Mas, se o paciente trair o médico, por exemplo, consultando outro profissional para obter uma prescrição adicional, o médico imediatamente reagirá dando ao paciente um suprimento de apenas uma semana, em vez do habitual de quatro semanas, e insistirá para que compareça todas as semanas durante um mês para uma avaliação de seu exame de urina antes do refil semanal. Note bem: o médico não repreende o paciente verbalmente nem toma nenhuma medida adicional, ou seja, não há retaliação. Ele tampouco dispensa o paciente por ter traído o acordo – o que os teóricos dos jogos chamam de retaliação permanente. O médico faz uma retaliação proporcional ao nível de traição e interrompe a retaliação assim que o paciente corrige o curso.

Embora não haja estudos que explorem o uso do *Tit for Tat* no cenário clínico do mau uso pelos pacientes de drogas prescritas, existem dados de outras populações de usuários de drogas que deixam implícita sua aplicação, pelo menos como estratégia de curto prazo para a atual epidemia de drogas prescritas. Aqueles que estão sob supervisão criminal judiciária (antes do julgamento, em estágio probatório ou em liberdade condicional) submetem-se a testes frequentes, pelo menos uma vez por semana, mas às vezes até com maior frequência, e a sanção por perder um teste ou por um resultado positivo no exame de urina consiste em um período de 24 horas na cadeia. Essas intervenções rápidas, pontuais, conhecidas como gestão de contingências, têm demonstrado reduzir o uso de drogas e promover a abstinência. Em contraste a isso, em geral, as sanções criminais duras, inespecíficas para uso ou posse de drogas, não mostram eficácia como medidas de dissuasão.[10] ▪

CAPÍTULO 6 ─────────────────────────

O paciente profissional
A doença como identidade
e o direito de ser compensado

COM TODO O TEMPO que Jim gastava procurando médicos para obter receitas, não tinha como trabalhar. Conseguiu uma licença, que foi estendida com a promessa de que voltaria ao trabalho quando tivesse condições, ou seja, contava com um cenário privilegiado e que não é concedido a muitos trabalhadores. Jim pensou em pedir ao governo uma pensão por deficiência, mas em vez disso passou a viver da poupança considerável que havia guardado. Ao *não* solicitar auxílio por deficiência, Jim pode ter, inadvertidamente, pavimentado o caminho para a sua recuperação, porque um dos fatores que em última instância o levaria a procurar tratamento para a adicção seria a necessidade de voltar a trabalhar para pagar as contas. Em um cenário oposto ao dele, muitos dos meus pacientes que recebem esse auxílio ficam empacados em uma situação em que, para manterem a renda, acabam perpetuando a condição de doentes, o que não só alimenta o consumo de comprimidos prescritos como barra o caminho para tratar da adicção.

▶ **Continuar doente como meio de sobrevivência**

Em uma manhã rotineira de quarta-feira de uma clínica ambulatorial, Sally entrou no meu consultório em uma cadeira de rodas, com seu cão de serviço ao lado, e fez uma longa explicação sobre as várias medicações que vinha tomando – Prozac e Zyprexa para o humor, Klonopin e Ambien para dormir, Xanax para surtos de ansiedade, Lamictal para epilepsia, Requip para inquietação nas pernas, oxicodona para dor, Vicodin para dor aguda, morfina para mais dor aguda, Baclofen para espasmos musculares e Adderall para transtorno de déficit de atenção.

Aos 29 anos, Sally estava tomando mais remédios do que a maioria das pessoas de 85 anos.

Examinei sua ficha e notei que os neurologistas nunca haviam achado explicação para a "fraqueza nas pernas" que a confinava a uma cadeira de rodas, nem qualquer evidência definitiva de convulsão. Além do fato de ela endossar subjetivamente seus sintomas, não havia qualquer evidência médica objetiva que corroborasse seu diagnóstico.

Além disso, suas inúmeras medicações vinham causando efeitos colaterais, como obesidade, doença gengival, disfunção sexual, diabetes e adicção a analgésicos e a Xanax. Mas apesar das consequências médicas adversas induzidas por todos os remédios, com alívio mínimo de seus sintomas originais, Sally não estava interessada em mudar seu tratamento. "Estou doente e não estou melhorando nem um pouco, doutora. Tentei de tudo, e esse é o máximo de melhora que consegui." Minha única utilidade para Sally foi renovar suas receitas e assinar seus formulários de pedido de auxílio-doença para que pudesse continuar recebendo 800 dólares por mês da Previdência Social.

Sally representa um tipo de paciente que vejo cada vez com maior frequência: aqueles que visitam o consultório de um médico não para recuperar-se de doenças, mas para serem validados em sua identidade de pessoa com uma doença. São afligidos por problemas cuja autenticidade é indeterminada, tomam várias medicações, com frequência de dez a vinte comprimidos por dia, e sofrem consequências adversas das próprias intervenções médicas que em tese deveriam ajudá-las, incluindo a adicção a drogas prescritas. Suas fichas médicas vêm repletas de expressões como "buscar drogas", "ganho secundário", "descumprimento", "somatização", "antecipação de novo pedido de receita" e "uso excessivo de medicação", e todas elas comunicam de maneira não explícita que os médicos suspeitam de seus motivos e estão preocupados, mas não sabem como ajudar. Dado importante é que a maior parte desses pacientes é pobre, com pouca instrução, e depende das pensões por invalidez que recebem do governo como fonte básica de rendimentos. Em outras palavras, são doentes profissionais.

Pacientes profissionais não estão apenas fingindo ter doenças; estão adotando papéis sociais. Os papéis sociais não são criados por indivíduos. Eles emergem de maneira orgânica em determinado tempo e lugar, dentro de uma dada sociedade, e são um amálgama de figuras de linguagem culturais, de normas sociais e de incentivos econômicos. Cada papel social vem com seus próprios direitos, obrigações e responsabilidades. O sociólogo Talcott Parsons, na segunda metade do século XX, descreveu "pacientes" e "médicos" como papéis sociais dentro da sociedade moderna. A responsabilidade básica do paciente, argumenta Parsons, é "procurar ficar bem"; a responsabilidade básica do médico é "minimizar a doença e as deficiências".[1]

Já se passaram mais de sessenta anos desde que Parsons escreveu sobre os papéis sociais de pacientes e médicos, e suas ideias não se aplicam mais a um segmento crescente da população de pacientes. Nas três últimas décadas, houve uma transformação na sociedade e na medicina norte-americana, de modo que os pacientes não são mais obrigados necessariamente a se recuperar, e os médicos não mais precisam necessariamente minimizar as deficiências. Na realidade, hoje em dia continuar doente virou um meio de sobrevivência, e manter pacientes doentes é uma nova maneira de ajudar. Pacientes pobres, em particular, têm um incentivo financeiro para estar em deficiência.

▸ Aumentam as listas de inválidos

Segundo o trabalho dos economistas David Autor e Mark Duggan em *The Growth in the Social Security Disability Rolls:*

A Fiscal Crisis Unfolding [O crescimento nas listas de inválidos da previdência social: uma crise fiscal em curso], o número de adultos que recebem pensão por invalidez por meio do Seguro Invalidez da Previdência Social [Social Security Disability Insurance, SSDI] aumentou quase vinte vezes desde 1957. Naquele ano, cerca de 150 mil adultos não idosos recebiam pensões por invalidez por meio do SSDI. O SSDI é um dos três principais programas patrocinados pelo governo federal para o apoio financeiro àqueles que não podem trabalhar em razão de doença, mas que pagaram a previdência social por meio de seus empregos anteriores. Ao final de 1977, porém, esse número havia aumentado para 2,8 milhões.[2] Os dois outros grandes programas de invalidez patrocinados pelo governo, o Seguro para Renda Complementar [Supplemental Security Income, SSI], para pessoas de baixa renda ou indigentes inválidos, e a Compensação por Invalidez para Veteranos [Veterans Disability Compensation, VDC], para pessoas das Forças Armadas com invalidez associada ao serviço prestado, também tiveram um tremendo crescimento nas últimas décadas.

Os maiores aumentos recentes nas alegações de invalidez têm sido para doença mental e transtornos de dor crônica. Em 1983, a doença cardíaca e o câncer respondiam pela maior porção de prêmios por seguro-invalidez atendidos pelo SSDI. Em 2003, os transtornos mentais e os transtornos musculoesqueletais (por exemplo, dor nas costas) constituíam a maior porção dos prêmios de pensão por invalidez (25% e 26% respectivamente), praticamente o dobro em relação aos índices de 1983. Entre crianças, a doença mental é a principal causa de pedidos de SSDI, o que corresponde a um aumento de 35 vezes em relação a duas décadas atrás, superando muito deficiências físicas como a paralisia cerebral ou a síndrome de Down. Entre veteranos, o transtorno de estresse pós-traumático (TEPT) é a deficiência mais comum de saúde mental relacionada a serviço, com um aumento de cerca de 150% em pagamento de benefícios por invalidez entre os anos de 1999 e 2004, o que equivale a 21% de todos os dólares pagos em benefícios por meio do

VDC.[3] Paradoxalmente, os resultados gerais de saúde para adultos entre 50 e 64 anos melhoraram desde 1984.

Então por que há mais norte-americanos do que nunca solicitando e recebendo renda por invalidez? Os economistas Autor e Duggan argumentam que os programas de invalidez passaram a "funcionar como um programa de seguro-desemprego para um subconjunto de beneficiários, em vez de funcionar (primariamente) como um programa de seguro para deficiência médica".[4] Eles observam duas grandes mudanças na política da Previdência Social norte-americana nas últimas décadas que contribuíram para esse fenômeno.

Primeiro, a partir do início da década de 1980, o valor monetário da pensão por invalidez da Previdência Social começou a aumentar de modo constante, em especial para quem recebia baixos salários, o que tornava a pensão mais atraente do que as opções disponíveis de emprego. O projeto de reforma da Previdência Social de 1996, que exigiu que os estados reduzissem o número de beneficiários e reportassem essa redução ao governo federal, pode também ter funcionado como incentivo aos estados para passarem as pessoas pobres para a categoria de deficientes, a fim de melhorar os números da Previdência no estado.

Em segundo lugar, em meados da década de 1980, as leis do Congresso sobre avaliação das deficiências foram revistas para enfatizar a dor e o sofrimento relatados pelos solicitantes e subtrair ênfase dos critérios médicos objetivos. A partir daí, um número cada vez maior de solicitantes passou a requerer benefícios por síndromes amparadas por poucos ou nenhum critério objetivo, em especial no que se refere a transtornos de estresse pós-traumático e depressão, mas também a doenças físicas difíceis de validar com exames de laboratório ou de imagem (como dor crônica, esclerose múltipla, transtornos de convulsão, síndrome de fadiga crônica, efeito chicote no pescoço, fibromialgia, síndrome da fadiga crônica, transtorno temporomandibular crônico, lesão por esforço repetitivo, síndrome do edifício doente, síndrome da Guerra do Golfo etc.).

Pobreza e baixa instrução são condições muito presentes naqueles que buscam a pensão por invalidez, independentemente do status da doença. Em 2004, os evadidos do ensino médio do sexo masculino tinham cinco vezes mais probabilidade de receber pagamentos do SSDI por deficiência do que aqueles com grau superior.[5] Os veteranos do Vietnã com maior probabilidade de receber por invalidez através do VDC não são aqueles que tiveram maior exposição à guerra ou sofreram lesões durante o conflito, e sim aqueles que têm a previsão mais baixa de ganhos, em função de seu nível anterior de instrução e de habilitações profissionais.[6] Boa parte do recente aumento em novas solicitações de veteranos do Vietnã, que invocam o TEPT para conseguir o auxílio-invalidez, é para condições que não eram evidentes no campo de batalha, o que sugere que seus sintomas são resultantes tanto de suas circunstâncias de vida após a dispensa das Forças Armadas quanto da própria experiência como militares.[7] De acordo com os números do censo de 2006 dos Estados Unidos, dos 40 milhões de pessoas no país que recebiam compensações por invalidez, a maior parte era de pobres e de pessoas com baixa instrução.

▸ A cumplicidade dos médicos e das instituições de saúde

Médicos e instituições de saúde são cúmplices na medicalização da pobreza que incentiva a criação de pacientes profissionais. Em algumas situações, a interação médico-paciente reduziu-se a pouco mais que um arranjo de negócios, no qual a meta principal é ajudar o paciente a garantir uma renda – como se fosse uma proposta financeiramente compensadora para hospitais e médicos.

Nos Estados Unidos, empresas com fins lucrativos, chamadas "provedoras de serviços de elegibilidade", são contratadas por hospitais para ajudar pacientes não segurados a solicitar benefícios sociais do governo por serem pessoas com deficiência, já que deficiências costumam ser cobertas automaticamente por benefícios do

Medicaid. Quando os pacientes têm Medicaid, hospitais e clínicas podem ser reembolsados pelos serviços prestados.[8]

Os médicos costumam receber mensagens não solicitadas, incentivando-os a ganhar dinheiro preenchendo formulários para que os pacientes obtenham auxílio-deficiência. Em 2014, recebi o seguinte e-mail não solicitado:

> Cara doutora,
>
> Milhões de norte-americanos estão desempregados, e o novo fenômeno é a solicitação de Benefícios do Estado por Deficiência depois que seus seguros-desemprego expiram. Você sabia que os Serviços de Avaliação de Deficiência pagam cerca de 175 dólares por uma consulta de trinta minutos? Isso corresponde a 2.800 dólares por dia para um total de dezesseis pacientes.
>
> Temos o único software no mercado projetado para ajudá-lo a preencher os pedidos de exames musculoesqueletais para obter o Seguro Social por Deficiência e vê-lo processado em questão de minutos. Se você modificar sua prática para atender apenas um dia da semana a clientes que solicitam auxílio-deficiência da Previdência, poderá acrescentar 140 mil dólares à sua renda. Desses, você fica com 136 mil, após deduzir o custo de nosso software.

Um precedente histórico para esses incentivos financeiros oferecidos a médicos que atendem pacientes profissionais remonta ao final do século XIX, quando a introdução das ferrovias levou à criação de companhias de seguros que indenizavam quem tivesse sofrido danos em acidentes ferroviários. Pouco depois, manifestou-se um problema denominado "espinha ferroviária", definido por um vago conjunto de sintomas, como fadiga e nervosismo, em indivíduos que haviam experimentado trancos em viagens de trem, mesmo que leves. Psiquiatras forenses, que antes se restringiam a examinar detentos, eram agora chamados a avaliar casos de espinha ferroviária e, é claro, também eram compensados pelas companhias de seguros ferroviários por esse trabalho. O número de casos dessa condição aumentou rapidamente, assim como o número de médicos para tratá-la, ilustrando que o sucesso da espinha ferroviária como diagnóstico aceito estava intimamente relacionado ao benefício monetário auferido tanto pelas vítimas quanto pelos curadores.[9]

> ### Pacientes profissionais em risco por adicção a drogas prescritas

Pacientes profissionais podem correr maior risco de se tornarem adictos de drogas prescritas em razão da sua maior exposição a essas drogas.

A concessão de invalidez tem demonstrado aumentar o consumo de assistência médica, o que por sua vez aumenta o risco de exposição a medicações prescritas. Por exemplo, a concessão de invalidez para TEPT no caso de veteranos é seguida por um aumento no uso tanto de serviços de saúde mental quanto de médicos, com as consultas médicas aumentando até 30% e as relacionadas a saúde mental até 50%. Entre aqueles cuja compensação é negada, as consultas de saúde mental caem até 50% no período pós-reivindicação.[10]

Pacientes profissionais recebem tratamento para condições que dependem de endosso subjetivo para os sintomas: dor crônica, depressão, transtorno do déficit de atenção, transtorno de estresse pós-traumático, e assim por diante. Quadros desse tipo são tratados com medicações que melhoram agudamente as sensações subjetivas de dor, ansiedade, disforia, fadiga e comprometimento cognitivo. As medicações que têm por alvo a dor, as emoções e o pensamento são também aquelas com potencial mais alto de mau uso, dependência e adicção, como analgésicos opioides, hipnóticos sedativos e estimulantes.

Pacientes que procuram auxílio por deficiência podem ter que tomar medicação para validar o status de suas alegações. Em uma edição de dezembro de 2010 do *Boston Globe*, a jornalista

Patricia Wen conta a história de uma mãe solteira, pobre, que vivia em um conjunto habitacional de Roxbury e que solicitou auxílio do governo para seus três filhos, já que não conseguia mais pagar as contas.[11] Os vizinhos a informaram a respeito do programa de benefícios e a incentivaram a procurá-lo. De início, ela relutou em rotular os filhos como portadores de transtorno do déficit de atenção, pois preferia considerá-los como bagunceiros; mas o dinheiro – milhares de dólares por ano e cobertura automática do Medicaid – acabou se mostrando bom demais para ser dispensado. As primeiras tentativas de solicitação de deficiência foram negadas. Então, amigos e vizinhos disseram que os filhos precisariam tomar medicação estimulante, como Ritalina ou Adderall, para que fosse aprovada. Ela arrumou um médico que concordou em receitar os estimulantes aos filhos. Então, da vez seguinte em que solicitou auxílio-deficiência, o pedido foi aprovado.

Os médicos têm maior probabilidade de prescrever opioides e outras medicações aditivas a pacientes do Medicaid,[12] muitos dos quais recebem auxílio-deficiência. As pessoas atendidas por esse sistema público de saúde recebem o dobro da prescrição de analgésicos que os pacientes que não estão nesse plano e morrem seis vezes mais de overdose de prescrição. Em Nova York, os beneficiários do Medicaid têm maior probabilidade de morrer por intoxicação de analgésicos opioides do que aqueles que não estão nesse plano: a cada 100 mil residentes do estado de Nova York, o número de mortes de pessoas não atendidas pelo Medicaid aumentou de 0,73 em 2003 para 2,82 em 2012; no mesmo período, as mortes de quem era atendido via Medicaid aumentaram de 1,57 para 8,31.[13] As pessoas veteranas com diagnóstico de TEPT (94% das quais recebem pensões por esse motivo)[14] têm taxas mais elevadas de prescrição de opioides para dor crônica do que aqueles que não fazem parte dessa categoria.[15]

As razões das taxas mais altas de prescrição de drogas controladas, em especial opioides, no Medicaid e entre veteranos com TEPT não são claras, mas vários médicos que contatei reportaram não ter muito mais a oferecer, pois com frequência esses pacientes não têm acesso a tratamentos comportamentais, fisioterapia, acupuntura ou alternativas às drogas prescritas para dor crônica e transtornos mentais.

Além disso, muitos pacientes que recebem pensões por deficiência têm fatores de risco independentes para a adicção, como pobreza, desemprego, problemas de socialização e falta de recompensas alternativas.[16] Novos solicitantes de auxílio-deficiência não conseguem se qualificar com base apenas em seu transtorno aditivo. Uma lei do Congresso dos Estados Unidos aprovada em 1996 desqualificou os solicitantes com adicção, cortando o benefício de 130 mil pessoas. Dois terços desses solicitantes conseguiram se requalificar sob um transtorno diferente,[17] a maioria de dor crônica, o que os encaminhou para adicção a analgésicos prescritos.

▷ A narrativa da vítima e a doença como identidade

Ao adotarem o papel de "doentes profissionais", os pacientes ficam vulneráveis a desenvolver uma identidade de doença e uma narrativa de vítima, o que aumenta sua dependência de médicos e de drogas prescritas e diminui a probabilidade de obterem tratamento para adicção.

Ao contar sua história, Sally usou linguagem emprestada e jargão médico ("meu TEPT", "minha fibromialgia", "minha depressão"). Fez um discurso sobre trauma e doenças que não tinha a riqueza e os detalhes que costumam distinguir a história de vida de uma pessoa da de outra. O uso do pronome possessivo não foi apenas uma sintaxe conveniente, mas uma maneira de comunicar que a doença se tornara sua identidade. Ela via a si mesma como perpetuamente vitimizada por forças além do seu controle e, no entanto, totalmente dependente dos outros para obter recompensa. Isso criou nela uma atitude na qual havia, em igual medida, ressentimento e sensação de merecimento, influenciando sua percepção de que os outros se aproveitavam dela e a maltratavam, mesmo quando as circunstâncias e os fatos não corroboravam isso.

Joseph Davis articula essa situação na revista *Social Problems* do seguinte modo: "Conquistar simpatia do público e ajuda para os supostamente lesionados requer estabelecer que eles estejam corretos do ponto de vista moral, como pessoas inocentes de qualquer responsabilidade ou falta pelo dano que estão sofrendo".[18] Fassin e Rechtman escreveram em seu livro *The Empire of Trauma: An Inquiry into the Condition of Victimhood* [O império do trauma: uma investigação da condição de vítima] que "o trauma não é apenas a causa do sofrimento que está sendo tratado, é também um recurso que pode ser usado para apoiar um direito".[19]

Nos últimos trinta anos, a doença tornou-se identidade e virou lugar-comum como narrativa de vítima. As ciências médicas e sociais são em parte responsáveis por essa tendência ao legitimarem as categorias de doença que fornecem os alicerces para novas identidades. O filósofo canadense Ian Hacking, em seu artigo "Making Up People" [Inventando pessoas], argumenta que nossa cultura cria pessoas que não existiam antes. Segundo ele, esse processo ocorre primeiro ao aplicar a bioestatística às ciências sociais e incluir na conta pessoas com certo traço ou característica, e depois ao quantificar essas características (como no *Manual Diagnóstico e Estatístico de Transtornos Mentais*), oferecendo então uma explicação pretensamente científica para essa nova identidade.

Hacking dá como exemplo o autismo, um transtorno de desenvolvimento raro em 1973, com 4,5 casos em cada 10 mil crianças, enquanto hoje os transtornos do espectro autista – por exemplo, os de nível 1 – têm taxa de 57 para cada 10 mil, o que abriu um debate a respeito do que pode ter contribuído para o aumento do número de diagnósticos: um real aumento na ocorrência do transtorno, um aumento em sua detecção, a expansão das definições ou todos esses fatores juntos. Seja como for, diz Hacking, as ciências sociais e médicas criaram pessoas com identidades "biologizadas" que oferecem outra maneira de "ser uma pessoa, de experimentar a si mesmo, de viver em sociedade".[20]

A adoção de identidades de doença também é motivada pela ruptura dos papéis sociais tradicionais. A patologia possibilita uma maneira de se definir perante um mundo em rápida mudança e cada vez mais fragmentado. Além disso, indivíduos doentes são hoje vistos como heróis, porque travam uma luta contra forças avassaladoras. Em um mundo em que a luta pela sobrevivência básica (comida, vestuário, abrigo) se tornou em grande medida irrelevante para a maioria dos norte-americanos, a pessoa doente está entre os últimos grandes guerreiros.

Identidades associadas a doenças oferecem também uma oportunidade para a comunidade. Grupos de defesa de pacientes instituem dias nacionais associados às doenças, dão palestras educativas, aparecem na mídia, publicam livros e patrocinam sites na internet, o que encoraja as pessoas a verem a si mesmas como distintas e separadas em razão de sua doença. Além disso, grupos de defesa de pacientes costumam ser bancados pela indústria farmacêutica. Por exemplo, a Crianças e Adultos com Transtorno do Déficit de Atenção e Hiperatividade [Children and Adults with Attention Deficit Hyperactivity Disorder, CHADD] é uma organização de defesa de pacientes sem fins lucrativos que recebe 14% de sua receita total (345 mil dólares) de contribuições do setor farmacêutico, incluindo os fabricantes de metilfenidato e sais de anfetaminas (estimulantes).[21]

A doença como identidade não é algo que seja negativo em todos os casos; ela pode dar às pessoas um sentido de propósito e pertencimento e oferecer algum alívio ao sofrimento por permitir que elas saibam que não estão sozinhas. Uma identidade de doença é menos estigmatizante que outras identidades – por exemplo, a de ser desempregado. Mas, quando a doença subordina a identidade e provê a única guia para a vida, e quando o tratamento envolve a ingestão continuada de drogas controladas, então a adicção não está muito longe. Além disso, a narrativa de vítima adotada pelo paciente profissional praticamente assegura que ele não conseguirá se recuperar. Quando a sobrevivência de um indivíduo se baseia em ter uma doença crônica e incurável, esse indivíduo tende a permanecer doente.

Uma colega com a qual compartilhei os cuidados de um paciente profissional me mandou a seguinte carta a respeito desse indivíduo:

> Pt chegou agitada e com raiva. Na semana anterior, havíamos discutido a melhora dela e comentei que havia percebido que ela não se encaixava mais nos critérios de depressão. Ao longo da última semana, ela experimentou pânico diante da ideia de que sua condição de deficiente (e, portanto, sua subsistência) lhe seria subtraída se não se qualificasse mais para um diagnóstico de depressão. Além disso, ela recebeu duas contas parciais de serviços psiquiátricos e supôs que estava sendo cobrada ou porque havia melhorado, ou porque seu diagnóstico havia sido retirado. Pt chegou hoje reportando ideias suicidas durante a última semana e me mostrou fotos de sua casa toda bagunçada, para indicar o quanto seu funcionamento continuava comprometido.

Minha colega, ao encontrar essa paciente de novo, trabalhou no sentido de ajudá-la a imaginar um futuro no qual pudesse ser funcional e trabalhar de novo. A paciente continuou resistindo a essa ideia.

Um potencial antídoto à narrativa de vítima do paciente profissional poderia estar no chamado movimento de recuperação, que encoraja indivíduos a se identificarem com a doença, mas sem se acharem vítimas dela. Em vez disso, é urgente que pessoas doentes se unam e utilizem o poder de cura da comunidade para triunfar sobre a doença.

O movimento de recuperação vem da tradição dos Alcoólicos Anônimos e de outros grupos de autoajuda dos 12 passos. Um dos mecanismos pelos quais o AA ajuda as pessoas a pararem de beber é dar-lhes uma nova narrativa. A narrativa de doença do AA ensina seus membros que o uso desregrado de substâncias é causado por uma doença, e chega a afirmar que os membros são "alérgicos" à sua droga de escolha, removendo assim um pouco da vergonha associada ao comportamento pregresso. Mas a narrativa de doença de adicção do AA não é fatalista, embora possa parecer à primeira vista. Na realidade, um dos princípios mais importantes da filosofia do AA é que os membros são responsáveis por suas escolhas de vida. Essa verdade costuma ser mal compreendida pelos críticos do AA, que encaram o modelo de doença e os elementos de Poder Superior de sua filosofia como uma invalidação da vontade individual e da escolha. Ao contrário, a literatura do AA ao redor do mundo exalta três palavras: "Eu sou responsável". Portanto, seus ensinamentos incorporam um paradoxo: são uma narrativa de doença que fala da inevitabilidade, mas não do desamparo; são uma jornada espiritual que enfatiza o apoio em um Poder Superior, mas sem abdicar da escolha pessoal ou da responsabilidade.

▶ Deficiência: rede de segurança ou dano social?

Trabalhei com Sally por mais de um ano tentando reduzir o número de medicações que ela tomava, particularmente as aditivas. Tentei estabelecer um método de comunicação eficaz com seus outros seis médicos e colocá-la em um caminho que levasse a uma recuperação efetiva. Achei que estávamos fazendo algum avanço, mas então Sally me informou ter encontrado mais um médico, um especialista em sono, que chegara ao diagnóstico de narcolepsia e lhe recomendara uma medicação altamente aditiva, o GHB, também conhecido como "droga do estupro" por sua capacidade de deixar quem a toma praticamente inconsciente por certo período. Sally acolheu esse novo diagnóstico como quem reencontra um velho amigo. Sentiu-se aliviada. O papel de doente era aquilo que ela conhecia. E, quando eu disse que não poderia ser condescendente com o acréscimo de outra medicação potencialmente aditiva ao seu regime, ela foi embora e nunca mais voltou.

Frueh e seus colegas escreveram no *American Journal of Public Health* que "as políticas de deficiência exigem uma reforma fundamental para que se crie uma rede de segurança eficaz, ágil e flexível [...]. Precisamos garantir que [...] recursos finitos não sejam mal alocados e que não estimulem o invalidismo".[22] Os economistas Autor e Duggan sugerem maneiras específicas de reformular nosso atual sistema.[23]

Enquanto isso, a triste situação dos pacientes profissionais atuais pode ser comparada à trágica realidade dos pedintes de rua ao redor do mundo, particularmente aqueles que estropiam a si mesmos ou mutilam seus filhos para obter auxílio, fenômeno pouco visto nos dias de hoje, mas muito comum nas ruas de cidades norte-americanas do século XIX. Como os pedintes, os pacientes profissionais também maltratam seu corpo para ganhar a vida; a diferença crucial é que os médicos têm um papel nesses maus-tratos, e o meio utilizado são as drogas aditivas prescritas. ▪

CAPÍTULO 7

O médico compassivo, a ferida narcísica e a defesa primitiva

JIM CONTINUOU OBTENDO SUAS RECEITAS de opioides de vários médicos e alimentou seu hábito por cerca de um ano. Então um dia foi ver um de seus provedores regulares em uma clínica ambulatorial, a fim de obter uma receita, mas foi atendido por um médico que ficou tão irritado que até impediu que o deixassem entrar no consultório.

– Não quero te ver nunca mais! – gritou o médico assim que viu a cara de Jim. – Saia já daqui! Fora!

O que motivou essa reação do médico?

O plano de saúde de Jim usava uma ferramenta chamada Programa de Monitoramento de Drogas Prescritas [Prescription Drug Monitoring Program, PDMP], que fornece informações sobre todas as prescrições para medicamentos controlados que um paciente apresenta em farmácias durante um dado período (normalmente um ano) e em determinada região geográfica (em geral, dentro de cada estado). Esses bancos de dados reúnem informações coletadas pela Drug Enforcement Agency (DEA) junto às farmácias, indicando o tipo de droga, sua potência e quantidade, a data em que foi adquirida, a localização da farmácia e qual médico a receitou. O plano de saúde enviou essas informações ao médico de Jim,

125

que viu o próprio nome junto de vários outros, todos receitando analgésicos opioides a ele.

Quando esse médico descobriu que era apenas um dos muitos profissionais que estavam dando opioides a Jim, ficou furioso, uma atitude que não combina com o que consideramos apropriada a um curador compassivo. À primeira vista, a reação foi compreensível: Jim mentira e o manipulara, e ninguém gosta disso. Por outro lado, o paciente tinha uma dor e uma adicção reais e precisava de auxílio médico. Para compreender por que um médico compassivo pôde reagir dessa maneira intempestiva, vamos primeiro ver de perto a psicologia, o histórico e os princípios que costumam guiar um curador bem-intencionado.

▷ Quem é o médico compassivo?

Médicos são, em grande medida, pessoas que gostam de agradar os outros. Eles passam por todo o complexo labirinto da escolaridade até chegarem à faculdade de medicina, tentando compreender desde cedo o que as pessoas querem e buscando oferecer isso. Têm um temperamento ansioso, obsessivo e preferem estrutura e certeza a limites vagos e incertezas.

São motivados por uma vocação de ordem mais elevada. Quando terminam o ensino médio, muitas vezes entre os melhores da classe, até poderiam escolher outra profissão, seja no âmbito dos negócios, seja como advogado ou engenheiro da computação, mas escolhem medicina porque procuram uma oportunidade de fazer real diferença no sentido mais tangível, salvando vidas e aliviando sofrimento.

Uma vez na faculdade, estudantes de medicina são ensinados a ter empatia com os pacientes e a imaginar o sofrimento deles como se fosse seu, sem julgar. São socializados para acreditar em seus pacientes sem precisar averiguar a veracidade de suas histórias. O relacionamento entre médicos e pacientes se baseia em um pressuposto de confiança e cooperação mútua.

Depois que iniciam a prática médica, esses ex-estudantes habituados a tirar excelentes notas se dedicam com afinco a se tornar os melhores médicos possíveis. Em outras palavras, fazem um investimento narcisista, no sentido de se tornarem médicos bem-sucedidos. Não digo que *sejam* narcisistas; o narcisismo não se dá exclusivamente no domínio do autoenvolvimento patológico. Tal conceito psicanalítico tem espaço para um "narcisismo saudável". Freud descreveu o autoenvolvimento da primeira infância como uma parte normal e saudável do desenvolvimento. O psicanalista Heinz Kohut acreditava que, quando as demandas narcísicas da primeira infância são adequadamente atendidas por cuidadores disponíveis, então o narcisismo infantil evolui para uma autoestima saudável de adulto.[1] O narcisismo saudável da fase adulta é o que nos permite investir energia e criatividade em coisas que sejam importantes para nós a fim de obtermos sucesso (seja qual for a nossa definição para isso), quer essa atividade seja observação de pássaros, ser um bom pai ou mãe, quer seja trabalhar como médico.

Mas de que modo os médicos definem o sucesso? Pela interação afetiva mútua com seus pacientes. Essa interação marcada por afeição mútua costuma caracterizar-se por uma expressão de gratidão dos pacientes. Que bálsamo para a alma do médico quando o paciente diz "Obrigado, doutor, o senhor realmente foi fundamental" ou "Obrigado, doutora, não sei o que teria feito sem a sua ajuda". Medidas mais objetivas do sucesso na prática médica também são importantes – um regime de quimioterapia que tenha eliminado um câncer, ou uma prótese de joelho que permitiu ao paciente andar de novo. Mas, para médicos que trabalham dias seguidos tratando pacientes, muitos deles cronicamente doentes e que nunca vão se recuperar, podendo quando muito esperar não piorar, a medida mais essencial do sucesso é um inter-relacionamento positivo, de confiança, com afeição mútua.

A interação entre médico e paciente, em seu nível profissional mais gratificante, pode até se aproximar do espiritual, ou daquilo que o filósofo e teólogo Martin Buber chamou de um momento "Eu e Tu": "O homem deseja ser confirmado em seu ser por outro homem e deseja ter presença no ser do outro. De maneira secreta e tímida, espera um 'sim' que lhe permita ser, e que só pode chegar de uma pessoa humana a outra".[2] Esses momentos de humanidade compartilhada em profundidade, que felizmente ocorrem com frequência suficiente entre médico e paciente, fazem valer a pena todos os anos de estudo, todas as provas, todas as noites de plantão, todas as exigências de minúcias burocráticas (que só parecem piorar a cada dia).

▶ Quando o médico compassivo e o paciente que procura drogas se encontram

Quando o médico compassivo e o paciente que procura drogas se encontram, o que o profissional experimenta é ansiedade. Talvez não de modo consciente, mas, de qualquer modo, há ansiedade. Se o médico não confia no paciente ou então fica questionando sua história, isso implica que ele não se pauta pelos princípios de empatia e compaixão. Se desafiar de maneira ostensiva o paciente, arriscará pôr a perder a interação afetiva mútua que é a chave para medir seu sucesso diário como um "bom médico". Por outro lado, se não desafiar o paciente que procura droga, tampouco estará à altura do ideal de um curador compassivo. Em suma, o médico fica entre dar uma prescrição ou se ver em uma situação constrangedora, e o resultado disso é ansiedade.

O que o médico faz com essa ansiedade? Ele a enterra recorrendo a mecanismos de defesa primitivos, em grande medida inconscientes. Descritos pela primeira vez por Freud, os mecanismos de defesa são manobras psicológicas automáticas, inconscientes, que seres humanos empregam para evitar lidar com – ou mesmo reconhecer – emoções incômodas. O psiquiatra George Vaillant classificou os mecanismos de defesa em quatro níveis, que vão de defesas patológicas (como a negação) a defesas imaturas (como o pensamento ilusório), e de defesas neuróticas (como a racionalização) a defesas maduras (como o humor).[3] A implicação importante da classificação de Vaillant é que todos nós empregamos defesas inconscientes o tempo todo para nos protegermos dos vários tipos de ansiedade; e em situações de infelicidade aguda, mecanismos de defesa, mesmo os mais primitivos, são adaptativos. Em nossa vida cotidiana, porém, os mecanismos de defesa tendem a ser mal adaptativos e não devem ser confundidos com estratégias de enfrentamento, que são adaptativas e conscientes. Os mecanismos de defesa típicos que os médicos utilizam com pacientes que procuram drogas são a agressão passiva, a projeção, a dissociação e a negação.

A agressão passiva é definida como uma agressão em direção aos outros, só que expressada de modo indireto ou passivo, em geral por meio de evitação ou procrastinação. É o que se dá, por exemplo, quando o médico procura razões para cancelar consultas com esses pacientes, passar rapidamente por eles no hospital (ou nem isso), preencher receitas para complementar a cota da droga de maneira demorada para minimizar o contato com o paciente, deixar de retornar suas ligações telefônicas etc.

A projeção ocorre quando se atribui a outro indivíduo ou grupo aquilo que é uma deficiência moral ou psicológica em nós. Quando os médicos são negligentes ao prescrever para seus pacientes, muitas vezes estão projetando o desprezo que sentem por si mesmos. É mais fácil o médico ver os pacientes como moralmente deficientes do que reconhecer que abriu mão de suas responsabilidades ao prescrever medicações que podem prejudicar em vez de ajudar. Nessa situação, o médico pode pensar: "O que será que há de errado com esse paciente? Será que não consegue entender que precisa tomar o remédio direito?!" em vez de "O que há de errado comigo e com o sistema, que me leva a prescrever uma medicação que sei que não está ajudando?".

A defesa por dissociação envolve fazer discriminação entre duas categorias, a dos "bons pacientes" e a dos "maus pacientes", sem espaço para ambiguidades ou ambivalências. Os médicos se engajam na dissociação ao fazer uma segregação mental dos pacientes que procuram drogas, colocando-os na categoria de "maus pacientes". A noção de "bom paciente" assume muitas formas, dependendo do médico, mas com frequência é aquele que expressa gratidão, que melhora ou que pode ser atendido de maneira rápida. "Maus pacientes" são aqueles que ameaçam a sensação do médico de ser competente como curador ou que fazem brotar nele emoções negativas, como ansiedade, impaciência ou raiva.

De todas as defesas primitivas que os médicos empregam contra os pacientes que procuram drogas, a mais comum e mais insidiosa provavelmente é a negação, a recusa em aceitar uma realidade ameaçadora e acreditar que ela simplesmente não existe. Isso inclui até a recusa em perceber ou reconhecer certas verdades, por exemplo, a de que estamos no meio de uma epidemia mundial de drogas prescritas.

Nas duas últimas décadas, mesmo médicos excelentes têm ignorado padrões suspeitos de uso de medicação, emitindo receitas precoces de complementação de medicação, descumprindo o escalamento de doses e deixando de acessar dados que lhes permitiriam obter as informações necessárias para uma avaliação precisa do uso atual da medicação, como o programa de monitoramento de prescrição de drogas (PDMP), já mencionado. Apesar da grande campanha pública para incentivar os médicos a se registrarem e utilizarem o PDMP estadual, apenas 35% dos profissionais praticantes dos Estados Unidos acessam hoje esse recurso.[4] As limitações de tempo comprometem a capacidade e a disposição dos médicos de acessar e utilizar o banco de dados, mas sem checar o PDMP é impossível fazer uma prescrição responsável de drogas controladas dentro do atual sistema de saúde. A legislação de alguns estados norte-americanos obriga os médicos a acessarem o PDMP, e alguns estados vão além e exigem que se cheque o PDMP antes de preencher uma receita para qualquer medicação controlada.[5]

▶ Raiva narcísica, retaliação e suas consequências

O que acontece quando defesas primitivas como a negação não funcionam mais? Quando, por exemplo, o banco de dados sobre monitoramento de prescrição mostra que há uma ostensiva procura pela droga por parte do paciente, e o médico é obrigado a reconhecer que tem fornecido drogas a um indivíduo que faz mau uso delas? A essa altura, o médico é desmascarado como alguém que funciona apenas como um guardião de bens e serviços, ou pior ainda, como um traficante de drogas. Ele sofre, então, uma ferida narcísica, um golpe que atinge o cerne de seu senso de competência e autoestima. É algo extremamente doloroso, que desencadeia uma reação primitiva, refratária e hostil. A reação do médico de Jim – sua raiva descontrolada e sua rejeição ao paciente – é um exemplo clássico de uma ferida narcísica que desencadeia raiva narcísica e retaliação. A reação idealizada, em contraste a essa, é a compaixão e o profissionalismo, mesmo diante desses desafios.

O médico de Jim não está sozinho nessa. Nos últimos anos, toda a classe médica tem sofrido feridas narcísicas em razão do foco da mídia, que destaca pacientes que foram prejudicados por causa de drogas prescritas, algo que mancha a reputação dos médicos e os coloca em uma posição vexatória em ambiente público. Com isso, alguns médicos não só ficaram mais cautelosos em prescrever opioides a pacientes que sentem dor, como chegaram a se recusar a tratar da dor, declarando que isso está fora do âmbito de sua prática. Essas recusas acabaram se disseminando tanto que os pacientes que procuram drogas ganharam até um apelido, cunhado pelo doutor Steven Passik: "refugiados dos opioides". O termo é adequado, já que podemos imaginar esses pacientes vagando de clínica em clínica até encontrar um médico que cuide de sua dor. Além disso, a rejeição a esses pacientes provavelmente não é atribuída ao estigma da adicção: os médicos não expulsam pacientes por mau uso de álcool, por fumarem cigarros ou mesmo por serem adictos de heroína; é o fato de serem cúmplices na adicção do paciente que dispara a ferida narcísica e a reação retaliatória.

Esse tipo de retaliação permanente cria mais problemas do que resolve. Alguns pacientes vão recorrer a fontes ilícitas de opioides – ou seja, heroína –, já que os médicos não se dispõem mais a receitá-los. No entanto, a relação entre os padrões de prescrição dos médicos e a iniciação à heroína ainda não é clara.[6] O que é evidente é que o uso de heroína nos Estados Unidos aumentou desde 2011, assim como as mortes relacionadas a overdose dessa droga.

▶ Refugiados dos opioides

Minha paciente Macy tornou-se uma refugiada dos opioides. Eu a conheci na clínica onde minha função foi avaliar se ela havia se tornado adicta de analgésicos prescritos e, mais importante, se havia o que fazer caso isso se confirmasse. No nosso primeiro encontro, Macy tinha 20 e poucos anos, e eu era mais uma em um longo trajeto de médicos. Quando passei a conhecê-la melhor, soube que a história dela havia começado com o pai, Mike. Ele passou a ser seu principal cuidador quando Macy tinha por volta de 15 anos.

Mike cresceu na década de 1980 em um bairro pobre de East Oakland [região da cidade de Oakland, na Califórnia], lugar com forte presença de drogas. Este distrito, em uma única geração, passou de um bairro de etnias variadas de classe média para um bairro predominantemente negro e pobre, famoso por guerras entre gangues. Mike era o caçula de cinco irmãos, e todos os membros da família, com exceção dele e da irmã mais velha, tinham algum tipo de dependência.

Assim que Mike teve idade suficiente, saiu de East Oakland e formou a própria família. Estava determinado a dar aos filhos uma vida melhor, o mais afastada possível das drogas. Ele e sua jovem esposa mudaram-se para uma casa em Fremont, uma comunidade de classe média no sul de Oakland. Tiveram duas filhas: primeiro Katherine, e sete anos mais tarde, Macy. A vida deles estava completa.

Quando Macy estava no terceiro ano do ensino médio, começou a sentir uma dor insuportável na perna. Mike, com quem ela sempre tivera uma ligação especial, não tinha muita ideia do que fazer em relação àquilo e supôs que se tratasse de dores do crescimento, portanto não fez nada. Mas, um mês mais tarde, Macy desmaiou enquanto jogava vôlei na escola e foi levada às pressas para um pronto-socorro. Os médicos fizeram vários exames e não encontraram nada de errado. Apesar da ausência de qualquer patologia, deram-lhe morfina intravenosa para tratar da dor e a mandaram para casa. Duas semanas depois, Macy estava de volta ao pronto-socorro com a mesma dor. Mais exames revelaram uma massa não usual no diafragma e nos ovários dela. Os médicos ficaram preocupados, achando que pudesse ser câncer, e passaram da morfina intravenosa para a hidromorfona intravenosa, e ela foi internada para uma cirurgia de remoção dos tumores.

Descobriram então que a massa nos ovários era um teratoma, uma formação benigna sem maiores consequências. A massa no diafragma era um pedaço de tecido do pulmão, também benigno, mas sua ressecção foi um pouco mais complicada e exigiu outra hospitalização e mais cirurgia. Os médicos acharam que a remoção das massas eliminaria a dor de Macy, embora a relação entre as duas coisas nunca tivesse sido claramente estabelecida. Ao longo do processo, a garota recebeu morfina intravenosa, hidromorfona e hidrocodona – todos fortes opioides com potencial de adicção –, ministrados durante e após cada cirurgia. No total, Macy ficou hospitalizada dois meses, entre outubro e novembro de 2010, e mal lembra como foi, porque ficou muito alterada com a prescrição de analgésicos.

Não houve nenhum momento no decorrer dos procedimentos médicos de Macy em que o risco de adicção a opioides fosse discutido. Tampouco foi considerado relevante o histórico de adicção da família dela. Concluídas as várias cirurgias, os médicos disseram que Macy estaria livre de dores. Mesmo tendo recebido altas doses diárias de opioides no hospital por dois meses consecutivos, ela foi mandada para casa sem um comprimido sequer. Pelas seis semanas seguintes, ela teve dores excruciantes por abstinência de opioide – e náuseas, vômitos, febre e calafrios –, assim como uma dor insuportável nos músculos e nos ossos por todo o corpo, pior até do que a dor original na perna.

Sofrendo nas garras da abstinência, Macy se deitava no chão, gritando e chorando. Seus pais, sem saber o que fazer, levaram-na várias vezes ao pronto-socorro, onde recebia os opioides pelos quais seu corpo ansiava e tinha alta de novo. Às vezes, os médicos internavam-na outra vez e davam morfina intravenosa para controlar a dor, mas a dispensavam de novo sem opioides, sem acompanhamento ou qualquer coisa parecida com um plano de tratamento. De 2012 a 2014, os pais de Macy entravam e saíam com a menina do pronto-socorro em um ciclo interminável de desespero e frustração. Os médicos nunca foram capazes de dizer a eles o que havia de errado com Macy, ou como poderiam ajudá-la, apenas iam preenchendo mais receitas de opioides.

Então, em 2014, em uma das idas ao pronto-socorro, um médico saiu do consultório e perguntou a Mike, com hostilidade mal disfarçada: "Sua filha toma drogas?". Ele se referia a drogas ilícitas, como heroína, e não aos analgésicos que os médicos de Macy prescreviam, embora em termos químicos praticamente não haja diferença entre ambos. Será que a reação dele teria sido a mesma se Macy fosse branca, e não negra?

– Não – respondeu Mike, sem qualquer hesitação.

– Como você sabe? – desafiou o médico.

– Porque conheço minha filha, porque estamos com ela o tempo todo e porque ela não fica andando por aí com pessoas que consomem drogas.

– Sua filha é dependente de drogas – disse o médico. – Não volte mais aqui atrás de remédios para dor.

Mike não disse nada. Ficou sem palavras. Carregou Macy nos braços e os dois foram para casa. Quando chegaram, ela se deitou no chão, gemendo e gritando.

– Vamos dar a ela alguns comprimidos para dor – ele disse à esposa e à filha Katherine, que olhavam sem saber o que fazer.

– Acabaram todos – disse a esposa, com um olhar de súplica.

– Caramba! – Mike gritou. Ele queria fechar os olhos e fazer aquilo tudo desaparecer. Então tomou uma decisão.

– É o seguinte – disse, pegando as chaves do carro. – Se aqueles médicos não querem ajudá-la, quem vai fazer isso sou eu.

Sem dizer mais nada, saiu de casa e entrou no carro. Foi direto até o antigo bairro, em silêncio, lágrimas escorrendo dos olhos. Ainda tinha alguns velhos amigos ali que vendiam drogas. Pensou em localizá-los e comprar um pouco de oxicodona, ou mesmo heroína se eles tivessem, para fazer cessar a dor de Macy.

Enquanto dirigia, uma memória da infância se introduziu em seus pensamentos. Viu-se de novo agachado junto à lareira da casa onde morava quando criança, passando um dedinho gorducho pela emenda dos tijolos da parte interna da estrutura, fuçando naquele vão entre os tijolos onde a argamassa havia esfarelado há tempos. Sentiu que havia um buraco ali e enfiou o dedo, esperando achar o plástico dobrado. Achou. Espremeu os dedos para conseguir pegar o saquinho e puxou-o devagar.

– Mãe, mãe! – Mike chamou. – Encontrei um!

Ele foi correndo até a cozinha segurando o saquinho de plástico, os pequenos comprimidos azuis e vermelhos balançando dentro.

A mãe limpava a cozinha, cansada depois de trabalhar em um dos inúmeros empregos que teve ao longo dos anos – faxineira, cozinheira em um restaurante local, funcionária na linha de produção da Del Monte Cannery, operadora de empilhadeira. Mike era seu quinto filho, com um pai diferente do pai dos demais irmãos, um beberrão que ela mandou embora no dia em que o filho nasceu, pois sabia, no fundo do coração, que não seria o pai que o menino precisava. Secou as mãos no avental e abraçou o filho, dizendo:

– Você encontrou um saquinho, então vai ganhar um dólar, como prometi.

Remexeu na bolsa e lhe deu a nota.

– Agora ouça bem o que vou falar – disse, ajoelhando e olhando-o bem nos olhos. – Nunca quero ver você tomando essas drogas como seu irmão e sua irmã estão fazendo. Isso não é bom, não é nada bom.

– Não vou tomar, mãe, prometo. Não quero fazer você chorar, nunca.

Como se acordasse de um sonho, Mike pegou a próxima saída da rodovia, fez o retorno e dirigiu de volta para casa. Ao chegar, colocou Macy ainda chorando no carro e a levou ao pronto-socorro de outro hospital. Depois de horas de espera, foram atendidos. Mike virou-se para o médico e disse:

– Essa é a minha filha Macy, e ela está com uma dor terrível no corpo todo, que ninguém consegue entender. Ela também é adicta de comprimidos analgésicos, e foram os médicos que a deixaram assim, portanto não vire as costas para ela. Não julgue. Ajude minha filha.

Esse novo médico, talvez com uma atitude mais humilde em razão do discurso desesperado de Mike, internou a menina no hospital e aproveitou a ocasião para colocá-la em um plano de tratamento que incluía uma avaliação e uma abordagem para adicção – algo que nunca fora sugerido ou oferecido antes e que foi como ela acabou passando aos meus cuidados.

Quando entrou em tratamento para adicção, os problemas de Macy não desapareceram como por um passe de mágica, mas com tempo, paciência, coragem e esforço, ela foi melhorando aos poucos, sentindo menos dor e melhora nas funções. Arrumou um trabalho e pôde fazer planos para o futuro, o que ela também merecia.

▸ A obrigação de um médico

Nós, médicos, e outros profissionais de saúde temos uma séria obrigação em relação aos pacientes que se tornaram adictos por causa do tratamento que nós providenciamos. Não podemos simplesmente dispensá-los e achar que vão se virar sozinhos. Muitos tornaram-se adictos sem sequer entender o que aconteceu com eles. A maioria tem graves condições médicas que merecem atenção, além do problema iatrogênico que ameaça a vida deles. No entanto, estamos procurando evitá-los. Recusar tratar pacientes ao descobrir que fazem mau uso de drogas prescritas não é uma atitude ética nem uma reação útil para conter essa epidemia.

CAPÍTULO 8 ————————————————————

Fábricas de comprimidos e a Toyotização da medicina

DEPOIS DE TER SIDO TAXADO POR SEU PLANO DE SAÚDE como adepto de "ir ao médico para fazer compras", Jim foi obrigado a ir mais longe e visitar clínicas às quais nunca recorrera antes, pagando cerca de 80 dólares em dinheiro vivo pela consulta, fora o custo da medicação na farmácia.

Um dia, Jim foi a uma clínica que nunca havia visitado, mais longe de casa, em uma parte movimentada do Vale do Silício. Foi até a recepção fazer o pagamento, mas, para sua surpresa, a recepcionista, uma moça de uns 20 e poucos anos, vestida com elegância, informou que deveria fazê-lo após a consulta. Não era algo comum. Na experiência de Jim, essas clínicas sempre cobravam a consulta antes, mas ele não deu muita importância e se sentou na sala de espera.

Era uma sala de espera típica de consultório – cadeiras, uma mesinha com revistas velhas, uma planta de plástico em um canto. Só havia outro paciente aguardando: uma mulher magra, de meia-idade, que parecia abatida e ansiosa e não conseguia ficar sentada quieta. Jim na mesma hora reconheceu os sinais de abstinência de opioides. Quando ela comentou com ele que estava ali por causa de dor, Jim começou a relaxar. Estava no lugar certo. A recepcionista, que também fazia às vezes de enfermeira, chamou a mulher pelo nome e indicou que entrasse por uma porta pesada. Ela voltou de lá menos de cinco minutos depois com uma receita na mão. Jim também achou isso um bom sinal. Aquele médico não criava caso.

A recepcionista-enfermeira o acompanhou a uma sala de exames e aferiu seus sinais vitais. Pressão e batimento cardíaco estavam elevados, porque seu suprimento de medicação opioide começara a decair, e ele estava com uma abstinência leve. A enfermeira anotou as informações em um pedaço de papel e o deixou na sala aguardando a consulta.

O médico, um homem mais ou menos da idade de Jim, entrou na sala. Estava de terno, não de avental branco. Chegou falando ao celular, irritado com alguma questão de negócios que parecia ter dado errado. Jim se lembra do homem dizendo "Não devíamos ter vendido aquelas ações". O médico sequer o cumprimentou, apenas continuou andando na frente dele, ainda irritado, conversando ao telefone. Para Jim, esse não era um comportamento usual de médico, o que o deixou um pouco nervoso. Quando a ligação terminou, o homem enfiou o celular no bolso, virou-se para Jim e disse:

– Como posso ajudá-lo?

Isso já era mais normal. Jim passou a relatar sua rotina de sempre. Mas, em vez de sua história estimular perguntas e murmúrios de empatia do médico, este ficou só olhando fixo para ele sem dizer nada. Não leu o atestado de alta que Jim estava tentando entregar; recusou-se até a pegá-lo. Só quando Jim ergueu o braço esquerdo para mostrar seu acesso PICC é que o médico enfim reagiu, mas não da maneira que ele esperava. O homem desmanchou as bandagens em volta do acesso, como se checasse se o cateter estava de fato inserido na veia, se não era fictício ou algum truque. Pareceu ficar satisfeito ao ver que não se tratava de uma simulação, mas sequer se deu ao trabalho de reaplicar as bandagens, deixando tudo desarrumado.

Jim disse:

– O senhor se importaria de pelo menos colocar uma nova bandagem?

O médico não respondeu. Olhou sério para Jim e disse:

– Para dor, são 200 dólares.

– Como assim? – Jim ficou sem entender.

– Vou lhe dar trinta compridos de hidrocodona, mas a consulta pelo tratamento da dor custa 200 dólares.

Caiu a ficha para Jim. Aquilo não era uma consulta médica, e sim uma transação comercial pura e simples.

– Não, de jeito nenhum. Não vou pagar esse valor. O normal são 80 dólares a consulta. – Mas Jim queria, precisava daqueles comprimidos. – Vou lhe dar 100 dólares e não se fala mais nisso.

– Duzentos – disse o médico.

– Não vou deixar você me explorar – disse Jim, e se levantou para ir embora, já sem mancar, a bengala pendurada no braço.

– Tudo bem, 150 – o médico ofereceu quando Jim já estava junto à porta.

Ele parou e imaginou como seria o resto do dia se não pegasse aqueles comprimidos. O mais provável é que passaria horas no banheiro, expelindo o conteúdo de seu estômago e seus intestinos pelas duas extremidades. Ele encarou o homem que estava esperando junto à maca de exames e então engoliu o que lhe restava de amor-próprio: tirou a carteira do bolso, pegou 150 dólares e estendeu a mão. Ele queria que o homem fosse até ele pegar. O médico foi, aceitou o dinheiro e então abriu o bloco de receituário. Deu a Jim uma prescrição de suprimento de Norco para um mês.

A recepcionista sequer levantou a cabeça quando Jim saiu pela porta.

Mais tarde, ele refletiu: "É horrível sair atrás dessas drogas. Você fica fissurado, aí se sente péssimo com a abstinência e ainda precisa pechinchar com algum médico, é uma trabalheira danada".

Esse encontro de Jim com o traficante que fingia ser médico foi o que o fez compreender que havia se tornado um dependente de drogas que fingia ser paciente.

▶ Médicos corruptos e fábricas de comprimidos

O médico que pediu dinheiro a Jim para preencher a prescrição de opioide era na verdade um traficante, mesmo com o título de "doutor" antes do nome. E não era o único. Profissionais mais interessados em dinheiro do que no bem-estar de seus pacientes aproveitaram a alta na demanda de analgésicos opioides das décadas de 1990 e 2000 para fazer fortuna. Algumas áreas dos Estados Unidos foram mais afetadas que outras. A Flórida virou um epicentro desse intercâmbio eticamente comprometido e francamente ilegal de prescrições por dinheiro. Apenas em 2010, os fabricantes despacharam para a Flórida quantidades de oxicodona suficientes para que cada residente do estado tivesse 34 comprimidos, ou seja, foram 650 milhões de comprimidos de oxicodona.[1] Em 2011, a Flórida tinha 856 clínicas de tratamento de dor, muitas delas apelidadas de "fábricas de comprimidos" – locais em que os "pacientes" podiam ir e que muito provavelmente obteriam uma receita de opioide.

A partir de 2011, com uma ação policial enérgica em cima das fábricas de comprimidos, a situação melhorou. Em 2013, o número de comprimidos de oxicodona despachados para a Flórida caiu para menos de 313 milhões, as clínicas de tratamento de dor ficaram reduzidas a 367, e as mortes por overdose de opioides também diminuíram.[2]

Saber que há médicos que inequivocamente abdicam de suas responsabilidades éticas e profissionais para com os pacientes em razão de ganhos secundários é algo que envergonha toda a comunidade médica. No entanto, será que somos muito diferentes? O sistema de saúde inteiro foi tomado por um oportunismo típico de vendedor ambulante, e ganhar uns trocados virou o que impulsiona a prática da medicina. Mesmo aqueles entre nós que querem ajudar veem-se aprisionados em um labirinto de burocracia orientado à maximização do lucro. A enorme pressão que os médicos sofrem hoje para prescrever comprimidos, para realizar procedimentos e agradar seus pacientes, tudo isso dentro de uma burocracia médica desconexa e de olho no faturamento, tem contribuído para a atual epidemia de drogas prescritas.

▶ A industrialização da moderna assistência médica

A abordagem capitalista da medicina em escala cada vez mais industrial ficou evidente para mim em um dia de maio de 2014, quando recebi o seguinte convite: "Por favor, junte-se a nós para um Kaizen sobre visitas frequentes ao pronto-socorro". Eu não tinha ideia do que significava "Kaizen", embora a pessoa que havia escrito o e-mail certamente achasse que era de conhecimento universal.

Kaizen, fui ver na Wikipedia, é como se diz em japonês "mudar para melhor". O Método Kaizen ficou famoso quando foi adotado pela companhia automotora Toyota e consiste em incentivar os trabalhadores da linha de montagem a interromper a produção toda vez que identificam qualquer anormalidade na execução das etapas. Os trabalhadores são também encorajados a sugerir melhoras para resolver a anormalidade. Entre as metas do Kaizen estão "avaliar as intervenções em relação aos requisitos", "inovar para atender aos requisitos", "aumentar a produtividade" e "padronizar maneiras de melhorar operações".[3]

A linha de montagem de uma fábrica da Toyota hoje não difere muito da linha de montagem da Ford do início da década de 1900. Os trabalhadores são orientados a cumprir uma tarefa específica em uma estação específica. O carro chega à estação e o trabalhador desempenha a tarefa, repetitiva, em cada carro. A expertise é medida pela capacidade do trabalhador de "atender aos requisitos". Não é, portanto, vantajoso um trabalhador decidir um dia girar o parafuso para a esquerda e não para a direita, ou usar tinta amarela quando o carro está programado para ser azul.[4]

Os médicos hoje trabalham em sistemas integrados de saúde. Nas décadas de 1990 e 2000, houve a migração em massa de consultórios particulares para organizações de saúde com gestão centralizada. Em 2002, 70% dos consultórios dos Estados Unidos eram de propriedade dos médicos. Em 2008, mais da metade dos consultórios norte-americanos passaram a ser de propriedade e operados por hospitais ou sistemas integrados de prestação de serviços de saúde, e esse número continua a crescer.[5] Entre as razões para essa mudança estão as novas estruturas de pagamento e de modelos de assistência, que têm tornado difícil para os consultórios particulares continuarem sendo uma opção viável. Além disso, a nova geração de médicos, com número de mulheres cada vez maior, tem investido em preservar um equilíbrio entre trabalho e vida privada, e o emprego em um hospital possibilita horários mais flexíveis e probabilidade maior de dispor de tempo fora do trabalho.

A migração de médicos para sistemas de saúde integrados (hospitais-fábricas) transformou o tratamento de saúde. Os médicos trabalham de maneira muito menos autônoma. As opções de tratamento são muitas vezes ditadas pelos gestores do hospital, por orientações de comissões conjuntas (ver capítulo 4) e por terceiros pagadores (companhias de planos de saúde). A expectativa agora é que os médicos, assim como os trabalhadores de linha de montagem, "avaliem procedimentos em relação aos requisitos", "inovem para atender aos requisitos" e "aumentem a produtividade".

Dentro de uma sala de exames, médicos e pacientes não estão mais a sós. São acompanhados por uma comitiva de parceiros invisíveis, com demandas que podem ter pouco a ver com o tratamento da doença. Podemos imaginar, por exemplo, que o departamento de Relações com Pacientes está na sala também, observando por um espelho duplo, prancheta na mão, anotando dados de uma enquete sobre satisfação do paciente; que o Financeiro está de pé em cima da balança e que os números no mostrador nunca saem de sua mente; o departamento de Solicitações de Auxílio-Deficiência está sentado com uma perna engessada, apoiado em uma cadeira vazia; a Comissão Conjunta vasculha o arquivo com uma lente de aumento na mão; o Plano de Saúde ocupa a cadeira que seria do paciente, absorto e lotado de serviço, com uma pilha de formulários de autorização prévia na sua frente; os Centros para Serviços de Medicare e Medicaid, morbidamente obesos, estão desajeitadamente encostados junto à mesa de exames; as Big Pharma estão escondidas em um canto da sala, mal podendo ser vistas, e com ar confiante ficam girando na mão uma caneta, brinde de uma companhia fabricante de drogas; o Conselho de Medicina do Estado paira atrás do médico, parecendo sério e inflexível; e dois advogados, o do Departamento Jurídico do hospital e o do paciente, estão um diante do outro, punhos cerrados, prontos para a batalha. A personificação do tempo também anda por ali, com seu tique-taque marcando os segundos, lembrando o médico que o tempo é escasso e que há outros pacientes na fila.

O impacto dessa transformação na assistência médica e sua contribuição para a epidemia de drogas prescritas não podem ser subestimados. Recebo todo mês relatórios e extratos informando-me se estou ou não atendendo às metas que meu empregador estipulou para mim. Eles vêm na forma de um e-mail, cheio de gráficos de pizza, diagramas e tabelas. Antes eu me preocupava com a melhor maneira de tratar meus pacientes, agora gasto tempo preocupada com minhas metas e com o que poderia fazer para mudar meus padrões de prática a fim de alcançá-las. Quando fico acima da linha do gráfico que indica minha produção prevista, sinto uma onda de triunfo, até um pequeno surto de dopamina. Quando fico abaixo dela, me sinto ansiosa em relação à minha segurança no emprego.

Para ter maior eficácia em alcançar as cotas estipuladas ("inovar para atender aos requisitos"), os médicos fazem contas. Se um psiquiatra trabalha também com psicoterapia (isto é, passa um tempo dialogando com o paciente) e a sessão dura cinquenta minutos, ele ou ela geram 2,79 Unidades de Valor Relativo [*Relative Value Units,* RVUs]. As RVUs são os números definidos pela Medicare nos Estados Unidos e adotados por muitos terceiros pagadores para medir o valor monetário de uma consulta ou intervenção médica. Por 2,79 RVUs, o hospital pode cobrar 300 dólares. Como ponto de comparação, uma colonoscopia (procedimento em que o médico insere uma câmera pelo ânus do paciente e a faz subir pelo trato gastrointestinal para ver se há alguma anomalia) consome cerca de 13,5 minutos e gera 15 RVUs, que corresponde a um valor monetário de 500 dólares.[6] Por sua vez, o gastroenterologista (médico que faz a colonoscopia) pode, em tese, gerar cinco vezes o que um psiquiatra na psicoterapia gera no mesmo intervalo de tempo.

Mas, se um psiquiatra faz uma prescrição (um serviço chamado "gestão de medicamento") e abre mão da conversa de terapia, gastando só alguns minutos com o paciente, ele pode cobrar um mínimo de 230 dólares por esse serviço e, mais importante, pode atender mais pacientes por unidade de tempo. Não admira, portanto, que toda uma geração de psiquiatras se refira a si como "psicofarmacologistas" e se restrinja a prescrever drogas psicotrópicas.

A pressão para atender mais pacientes por unidade de tempo e cobrar mais por paciente perpassa toda a medicina, incentivando os médicos a continuarem prescrevendo drogas. Um médico de família admitiu que gosta mais dos pacientes que vêm apenas para renovar uma receita do medicamento: "Esses são meus pacientes mais fáceis. A programação é para atendê-los em dez minutos, mas, se lhes dou o que querem, saem da sala em cinco. Aí tenho esperança de poder recuperar o atraso e voltar para casa mais cedo". Em sua maioria, médicos não são mercenários. Eles se preocupam com seus pacientes e querem o melhor para eles. Mas a pressão para atender o mais rápido possível pode ser avassaladora.

Susie, uma jovem médica de pronto-socorro, concluiu sua residência em medicina de emergência e então optou por um ano adicional de treinamento em medicina da adicção. Queria ganhar mais experiência tratando de pacientes adictos porque tinha visto muita gente chegar ao pronto-socorro com graves problemas de álcool e drogas, incluindo drogas prescritas.

Depois de terminar uma bolsa de um ano em medicina da adicção, Susie arrumou emprego em 2014 como médica de pronto-socorro em um hospital da Bay Area, onde continua trabalhando até hoje. Ela não tem salário fixo, nem salário por horas trabalhadas, não contribui para a aposentadoria e não tem direito a benefícios, nem mesmo convênio médico. Ela paga um plano de saúde à parte para uma empresa privada – 800 dólares por mês. Embora tecnicamente seja funcionária do hospital, é paga como terceirizada independente. Fica com 22% do que fatura. Se faturar 7 mil dólares em um turno de onze horas, ganhará 1.540 dólares. Quanto mais ela cobra de cada paciente, mais dinheiro ganha.

"Não faz diferença se eu gasto muito ou pouco tempo com um paciente", diz Susie. "Sou paga apenas proporcionalmente pelo que faço o hospital faturar. Se o crucial da minha interação com pacientes é uma conversa, eu perco dinheiro, porque falar não gera pagamento."

Quando Susie encontra pacientes que ela suspeita que fazem mau uso, desviam ou são adictos de drogas prescritas, tenta passar mais tempo conversando a respeito das preocupações deles, além de consultar o banco de dados sobre monitoramento de drogas prescritas para avaliar por quantos médicos prescritores já passaram e o tipo de prescrição de drogas controladas que obtiveram no último ano. "Mas, na maior parte das vezes, é mais fácil não comprar briga e dar a eles a droga que estão querendo."

Quando Susie desacelera e gasta um pouco mais de tempo com os pacientes, não é só ela que ganha menos dinheiro, mas seu chefe também. Susie foi fortemente aconselhada a melhorar seus números. Um colega em quem confia e que considera um "bom médico" disse para ela "simplesmente dar aos pacientes o que eles querem e pô-los para fora". O trabalho de Susie ilustra de forma extrema esses pacotes de remuneração baseados em incentivos, que muitos hospitais e sistemas de assistência médica estão adotando.

Se Susie pudesse fazer tudo de novo, será que ainda escolheria ser médica? "Eu gosto de pessoas. Gosto de ajudá-las. Se pudesse voltar atrás, acho que ainda faria medicina. Mas a prática médica é muito diferente do que eu imaginava. Nunca fui de ficar focada em dinheiro, mas agora tenho que fazer isso."

▸ Satisfação do paciente: uma medida de bom atendimento?

O uso de enquetes sobre satisfação do cliente em serviços de saúde é outro exemplo da corporativização da medicina e tem contribuído para a epidemia de drogas prescritas.

A ideia de usar enquetes para avaliar a satisfação dos pacientes com o atendimento médico recebido começou na década de 1980, porque alguns estudos mostraram que pacientes mais satisfeitos tinham maior probabilidade de concordar com o tratamento e de voltar ao mesmo provedor ou à mesma entidade da próxima vez que precisassem.[7] "Concordância com o tratamento" – fazer o que o médico diz – e "continuidade dos cuidados" – ver o mesmo médico ao longo do tempo – em tese levavam a resultados melhores para o paciente. Também são aspectos positivos para a segurança financeira de médicos, clínicas e hospitais.

Uma das primeiras organizações que transformaram a realização de enquetes sobre atendimento médico em um negócio lucrativo foi a Press Ganey Associates, fundada em 1985 pelo antropólogo Irwin Press e pelo estatístico Rod Ganey. No site deles, a Press Ganey descreve que sua atividade consiste em "promover uma melhora de desempenho direcionada". O site declara ainda que, "para melhorar a experiência do paciente, os provedores de assistência médica devem em primeiro lugar ser capazes de ver e compreender os complexos relacionamentos entre medidas de satisfação, medidas clínicas, de segurança e financeiras. O conjunto único de soluções da Press Ganey dá aos pacientes a oportunidade de serem ouvidos, integrando sua voz aos diferentes fluxos de dados e possibilitando entrelaçar, de modo fluente, milhões de pontos de contato entre pacientes".[8]

Tais enquetes sobre satisfação coincidiram com um movimento mais amplo na medicina, voltado a "cuidados centrados no paciente", defendendo que seja visto como a figura central nos serviços de saúde. Hoje, os sistemas de saúde pedem que os pacientes preencham enquetes, em formulários de papel ou online, dando nota aos médicos ou aos tratamentos que lhes foram dispensados.

Embora essas enquetes possam ser ferramentas úteis para melhorar certos aspectos do atendimento médico, como acesso, custo e praticidade, há poucas evidências, se é que alguma, de que a satisfação do paciente leve de fato a resultados melhores, mas algumas sugerem que, na verdade, pode piorá-los. Em um estudo publicado em 2012 nos *Archives of Internal Medicine*, um alto nível de satisfação do paciente foi associado a maior consumo de serviços médicos, maior prescrição de uso de drogas e aumento da mortalidade.[9]

A satisfação do paciente está intimamente ligada à expectativa; quando a relação médico-paciente envolve uma "surpresa ruim", definida como uma atenção médica que contrariou o que se esperava por ir contra normas sociais, então os pacientes têm maior probabilidade de expressar insatisfação.[10] De qualquer modo, uma boa conduta médica implica que o médico se disponha a dizer aos pacientes certas coisas que eles talvez não queiram ouvir, como preocupações a respeito de mau uso ou adicção a substâncias, ou a necessidade de suspender certos tratamentos em razão de sua alta probabilidade de danos.

O uso persistente de enquetes de satisfação do cliente, embora faltem evidências que apoiem sua efetiva contribuição para um bom atendimento médico, e apesar da evidência emergente sugerindo que podem estar ligadas à piora dos cuidados de saúde, tem raízes nos incentivos financeiros. A satisfação do cliente tornou-se, em muitas instituições de saúde, uma "medida de qualidade", uma das maneiras pelas quais os hospitais são classificados por organizações como a Comissão Conjunta e depois entram em listas comparativas. Não é uma mera medida de prestígio, pois está ligada também ao reembolso financeiro de terceiros pagadores, como os Centros para Serviços de Medicare e Medicaid (CMS). Os CMS (planos de saúde bancados com recursos federais para a população de baixa renda, idosos e deficientes) coletam dados a respeito da satisfação do paciente por meio de uma enquete chamada Avaliação do Consumidor Hospitalar dos Provedores e Sistemas de Saúde [Hospital Consumer Assessment of Healthcare Providers and Systems, HCAHPS]. A enquete da HCAHPS seleciona uma amostra de pacientes adultos dois a seis dias após a alta do hospital e pergunta como foi a experiência deles. Uma pergunta típica dessa enquete é: "Com que frequência a equipe do hospital fez tudo o que podia para ajudá-lo com sua dor?". Em um ano, a HCAHPS coleta centenas de enquetes em cada hospital ao qual paga reembolsos. Os índices da enquete HCAHPS podem impactar o quanto os CMSs se dispõem a reembolsar o hospital por seus serviços. Satisfação mais baixa do paciente significa menor reembolso, então um pronto-socorro que estava às voltas com baixos índices de satisfação implementou uma política de dar "sacolinhas de guloseimas" e hidrocodona para cada paciente que recebia alta.[11]

Para os médicos, obter pontuações baixas nas enquetes é uma fonte de constrangimento profissional e, em algumas situações, pode comprometer o avanço na carreira.

Meu filho de 11 anos estava fazendo a lição de casa no computador quando, por alguma razão, decidiu pesquisar meu nome no Google. Um dos sites que apareceu era de classificação de médicos, com uma avaliação das minhas competências profissionais. Meu filho me perguntou: "Mãe, essa aí é você?". Dei uma olhada no site e, depois de alguns momentos tentando entender do que se tratava, vi que um paciente em particular, que se apresentava como "Corey" – não me lembro dele e nem sequer sei se esse era seu nome verdadeiro – concedeu-me uma avaliação de uma estrela, de um total de cinco possíveis; se zero estrela fosse uma opção, ele teria me dado zero. Na seção de comentários, escreveu: "Deveria ter dado uma olhada nas resenhas desse site antes de marcar consulta com essa médica". (Na realidade, não havia nenhuma outra resenha negativa a meu respeito no site, então é um pouco difícil entender essa declaração.) "Ela dá o tipo de atendimento que faz você se arrepender de ter procurado ajuda. Diagnóstico errado.

Medicação errada. Em alguns casos isso pode ser terrível. Procure ajuda de outra pessoa."

Fiquei com muita vergonha, ainda mais pelo fato de ter sido meu próprio filho que descobriu uma avaliação tão negativa. Quem mais poderia ter visto? Talvez eu tivesse dito a Corey que não renovaria a receita de medicação que ele esperava conseguir. E talvez com o paciente seguinte, ao contrário, eu tivesse preenchido a receita. Um médico especialista em dor com o qual conversei admitiu que já havia prescrito medicação a pacientes mesmo sabendo que eles faziam mau uso e que eram adictos da medicação, pela simples razão de evitar que lhe dessem uma avaliação ruim na internet.

▸ Medicar no escuro: afinal, não é Toyota?

A boa comunicação entre médicos é essencial para um bom atendimento. A maioria dos pacientes está sob os cuidados de mais de um médico ou muda de médico com frequência, ou porque trocou de plano de saúde ou em razão de novas provisões da gestão da assistência médica. Cada um desses médicos se ocupa de prescrever os comprimidos que acredita serem úteis para tratar do paciente, enquanto os demais médicos prescrevem outros comprimidos. É comum encontrar um paciente cujo psiquiatra lhe receita um estimulante por causa de transtorno de déficit de atenção, enquanto um especialista em dor lhe prescreve um analgésico opioide para fibromialgia e um clínico geral receita uma benzodiazepina para o sono.

Uma das promessas dos sistemas de saúde integrados e de seus registros médicos eletrônicos era facilitar a comunicação entre os médicos, para que a mão direita soubesse o que a esquerda prescrevia. Infelizmente, leis antiquadas de privacidade, em especial um código de regulamentação federal dos Estados Unidos, conhecido como "42 CFR Parte 2", impede os médicos de compartilharem informações sobre pacientes com transtorno por uso de substâncias, a não ser que o paciente os autorize por escrito.

O 42 CFR Parte 2 foi concebido originalmente em 1972 como parte da Lei sobre Prevenção, Tratamento e Reabilitação por Uso de Drogas, a fim de incentivar indivíduos com transtornos de adicção a procurarem tratamento. Essa regulamentação federal produziu uma jurisprudência importante, eficaz e compassiva na época em que a atuação policial era conhecida por dar batidas em clínicas de manutenção por metadona e prender indivíduos que procuravam ajuda, caso seu teste para drogas ilegais desse positivo. Naquele tempo, o 42 CFR Parte 2 foi vital para proteger os direitos de indivíduos com adicção e assegurar seu acesso a tratamento.

No entanto, quando transpomos isso para os dias de hoje, ainda mais com nossa dependência de registros eletrônicos para coordenar e consolidar os cuidados médicos, o mesmo estatuto é um obstáculo a integrar o tratamento da adicção ao sistema de saúde mais amplo. Como consta de um comentário no *New England Journal of Medicine*, essas regulamentações "frustram organizações de assistência responsáveis e de intercâmbio de informações sobre saúde, pois seus elaborados requisitos de consentimento dificultam ou impossibilitam compartilhar dados de pacientes relacionados a transtorno por uso de substâncias. Como resultado, muitas organizações excluem essas informações de seus sistemas, com prejuízo dos esforços para melhorar o atendimento e a eficiência".[12]

Os Centros para Serviços de Medicare e Medicaid têm que excluir todos os registros que contenham informações sobre tratamento por uso de substâncias daquelas pessoas que recebem atendimento do Medicare (cerca de 20% do total), quando compartilham dados de pacientes com as diversas organizações de saúde a fim de facilitar a coordenação dos cuidados. Desde 2015, metade dos estados nos Estados Unidos têm Residências de Saúde do Medicaid, que atendem milhões de pessoas, em especial as que têm doença mental e adicção. A prevalência dos transtornos por uso de álcool e opioides entre os atendidos nessas Residências de Saúde está em torno de 80%. Quando clínicos se reúnem por videoconferência para discutir pacientes individuais e coordenar e otimizar seu atendimento, profissionais de saúde comportamental precisam ficar offline quando são discutidas questões clínicas sobre uso de substâncias.

Uma médica que trabalha em uma grande organização de gestão de assistência médica mencionou uma paciente que sofreu graves consequências em razão do 42 CFR Parte 2. A paciente era professora universitária de alto gabarito e tomava em média uma garrafa de vinho toda noite, um pouco mais aos fins de semana. Foi internada na unidade médica do hospital que fazia parte da mesma organização de assistência de saúde onde estava sendo tratada por seus problemas de uso de álcool, mas os médicos responsáveis por sua internação não tiveram acesso a esses registros. Internada no hospital, ou a paciente minimizou seu uso, provavelmente por vergonha, ou o médico falhou em perguntar a respeito, por achar que uma professora universitária muito bem-sucedida não poderia também ser alcoólica. Seja como for, após vários dias no hospital, a paciente teve uma crise de abstinência fulminante, com risco de morte, e sobreviveu à experiência, mas com sequelas. Ela desenvolveu encefalopatia de Wernicke e síndrome de Korsakoff como consequência do atraso em identificar a abstinência de álcool. Em outras palavras, teve um dano cerebral irreversível porque os médicos que a trataram não sabiam que ela corria risco de entrar em abstinência de álcool e só perceberam o que estava acontecendo tarde demais. Embora em casos de emergência seja possível passar ao largo do 42 CFR Parte 2, a falta de acesso imediato ao histórico de uso de substâncias, em especial durante uma crise, limita a capacidade de o médico prover os melhores cuidados.

O 42 CFR Parte 2, como existe hoje, tem contribuído para a epidemia de drogas prescritas, pois dificulta ou impossibilita que os médicos informem uns aos outros se o paciente está fazendo mau uso ou é adicto das medicações que estão prescrevendo. O resultado é que alguns médicos acabam trabalhando com propósitos divergentes, e enquanto temos especialistas em adicção tentando tirar pacientes de uma medicação, outros os colocam de volta.

▸ Médicos ou baristas

A atual epidemia de drogas prescritas não é fruto de uma pequena população de médicos divergentes que querem prejudicar os pacientes de propósito,[13] embora haja profissionais assim. Em vez disso, é o resultado de uma grande população de médicos bem-intencionados que trabalham em fábricas de assistência à saúde, nas quais a prioridade é inserir peças no corpo do paciente, como em uma linha de montagem, em vez de cuidar da sua saúde integral. O resultado é o excesso de prescrições, e isso é reembolsado mais rapidamente e em maior proporção do dar orientações e ter empatia pelos pacientes. Comprimidos que criam adicção têm mais probabilidade de serem prescritos em excesso, porque oferecem satisfação em curto prazo e constituem um substituto para um vínculo humano, mas não propiciam necessariamente uma melhora na saúde. Quando a autonomia dos médicos é truncada e o status profissional está vinculado a ganhar poder e depende de enquetes de satisfação do paciente, eles se tornam vulneráveis a objetificar os pacientes como se fossem commodities, em vez de vê-los como pessoas. E os pacientes ficam vulneráveis a utilizar os médicos como mera fonte de obtenção de drogas.

Em 2012, uma enfermeira do Departamento de Emergências de São Francisco estava em um ônibus indo trabalhar e entreouviu a seguinte conversa entre duas mulheres, também passageiras:

– O que será que a gente pode fazer hoje? – perguntou uma.

– Não sei – respondeu a outra.

– A gente podia ir até uma Starbucks, ou então num posto médico.

Ficaram ponderando um tempo. Nenhuma das duas parecia sofrer de alguma condição médica preocupante.

– Vamos até o posto.

E assim ficou decidido.

Estamos vivendo uma época em que ir até um posto médico para tomar uma injeção de Dilaudid (um analgésico opioide de alta potência) ou conseguir alguns miligramas de Klonopin (uma benzodiazepina sedativa) é visto como opção tão casual quanto ir tomar um café. Um cenário como esse pode ser atribuído a uma falha, mas não dos indivíduos que estão atrás de substâncias para uso não medicinal, e sim de um sistema que tornou possível um propósito como esse.

CAPÍTULO 9 ──────────────────────

Adicção
A doença que os planos de saúde ainda não pagam para os médicos tratarem

DA PRIMEIRA VEZ que Jim entrou pela porta do meu consultório em 2013, ele disse: "Doutora, estou com uma dor terrível, mas também sou adicto de analgésicos, e nesse momento minha adicção está pior que a minha dor". Ele gastara suas economias e não tinha mais ânimo para ficar manipulando os médicos com os quais entrava em contato, cada vez mais duvidosos. Chegara até a considerar a possibilidade de obter heroína de traficantes, mas era um comportamento que ele não conseguia conciliar com a visão que tinha de si mesmo no mundo; era um limite que ele não queria ultrapassar (ao contrário da geração mais jovem, para a qual com frequência sequer existem limites).

Jim era um caso pouco comum de alguém que reconhece ambos os problemas – adicção e dor. Muitos pacientes que se tornam adictos de drogas prescritas em um ambiente clínico relutam em aceitar a ideia de adicção. Jim, porém, com uma experiência moldada em parte pelos Alcoólicos Anônimos, já tinha condições de compreender o que havia acontecido com ele.

O obstáculo ao seu tratamento não era sua resistência a admitir que precisava de ajuda. Na realidade, ao contrário da crença popular de que toda pessoa adicta nega sua adicção, muitos dos que enfrentam dificuldades por uso de drogas e álcool são bem cientes de seu problema e estão desesperados para obter tratamento, mas não conseguem porque ou o plano de saúde não cobre, ou não têm recursos para pagar do próprio bolso. (Uma clínica de reabilitação, paga pela própria pessoa, pode custar até 50 mil dólares por mês.)

Prescrevi Suboxone para a adicção a opioides de Jim e encaminhei-o às psicoterapias individual e em grupo, focadas em recuperação da adicção. Também o estimulei a renovar seu compromisso com o AA e a ser honesto com seu padrinho a respeito da sua adicção a analgésicos prescritos. Jim mostrou-se super bem-disposto a seguir minhas recomendações. Sabe qual era o problema? Eu não consegui que seu plano de saúde concordasse em cobrir o tratamento.

Eles primeiro se recusaram a aprovar a prescrição de sete dias de Suboxone, a não ser que eu preenchesse três páginas de papelada justificando a "necessidade médica". Enquanto isso, Jim experimentava a dolorosa abstinência de opioide, já que interrompera o uso de quaisquer analgésicos prevendo que começaria a tomar Suboxone. Preenchi a papelada toda e passei por fax para a empresa do plano de saúde, mas não adiantou, pois foi negada de novo sob a alegação de que Jim tinha "dor crônica" e o Suboxone não era aprovado pela FDA para essa patologia. A essa altura eu já estava ao telefone berrando com algum infeliz atendente, pedindo para falar com seu supervisor: "Meu paciente tem dor crônica *e também* um transtorno por uso de opioide. Estou prescrevendo o Suboxone por causa desse transtorno e, se não aprovarem essa medicação hoje, vou até a redação do meu jornal local e expor vocês por negarem um cuidado médico extremamente necessário".

Eles acabaram aprovando, mas o processo todo exigiu três dias de vai-não-vai e horas do meu tempo gastas sem poder administrar cuidados clínicos, tendo que ficar irritada ao telefone com alguém que nunca vi na vida, sem falar do sofrimento de Jim, que passava os dias vomitando no banheiro. O Suboxone tem um controle rigoroso, como deve ser, porque, como opioide, é potencialmente aditivo. Mas se eu tivesse prescrito um analgésico opioide – como Vicodin, Fentanyl ou OxyContin –, Jim poderia tê-lo comprado na farmácia na hora. As barreiras à prescrição de Suboxone não vêm do seu potencial de adicção, mas da consistente discriminação do sistema, e dos planos de saúde contra pacientes que procuram tratamento para adicção.

▶ Um breve histórico do modelo da doença da adicção

A luta para fazer com que a adicção seja reconhecida como uma doença genuína dentro do sistema de saúde norte-americano coincide com a luta para levar os planos a pagarem por esse tratamento. Tem sido uma batalha longa e, muitas vezes, inútil. Mais de duzentos anos atrás, em 1811, o médico e líder político Benjamin Rush publicou *An Inquiry into the Effects of Ardent Spirits upon the Human Body and Mind: With an Account of the Means of Preventing, and of the Remedies for Curing Them* [Investigação dos efeitos das bebidas alcoólicas fortes sobre o corpo e a mente humanos: com um relato dos meios de prevenir e dos remédios para curá-los],[1] no qual defendeu que o alcoolismo crônico é uma doença biológica, o que na época foi visto como uma crença radical. A maioria de seus contemporâneos ainda via o uso excessivo e problemático de substâncias como uma falha moral, um pecado. O Dr. Rush propunha a criação de "casas de sobriedade", locais onde "bêbados crônicos" pudessem receber tratamento. Apenas em 1864 é que foi inaugurado a Clínica para Embriagados do Estado de Nova York, em Binghamton, a primeira desse tipo no país.[2]

Hoje, a adicção afeta 16% da população dos Estados Unidos, cerca de 40 milhões de pessoas, número bem superior ao de pessoas afligidas por doença cardíaca (27 milhões), diabetes (26 milhões) ou câncer (19 milhões). O ônus decorrente da adicção supera 500 bilhões de dólares por ano. No entanto, em 2010, apenas 1% do total do orçamento da saúde ia para o tratamento da adicção.[3]

Nem mesmo a mudança na opinião pública em relação à causa da adicção conseguiu revolucionar a abordagem médica. Uma enquete realizada pelo Centro Nacional sobre Adicção e Abuso de Substâncias [National Center on Addiction and Substance Abuse, CASA], da Universidade Columbia, constatou que dois terços dos norte-americanos acreditam agora que fatores genéticos e biológicos têm um papel no desenvolvimento da adicção, enquanto o terço restante continua encarando a adicção como falta de força de vontade.[4]

Para agravar o problema, os médicos não foram ensinados a tratar da adicção. Apenas 20% a 30% dos clínicos gerais acham que estão "muito preparados" para detectar o uso arriscado de substâncias, embora 80% se sintam "muito preparados" para lidar com hipertensão ou diabetes.[5] Até psiquiatras são mal treinados para detectar e tratar do transtorno por uso de substâncias e com frequência rejeitam pacientes com adicção. Entre médicos praticantes, menos de 1% identifica-se como especialista em medicina da adicção.[6]

O estranho é que há bastante tempo os planos de saúde se dispõem a prover tratamentos caros e de longo prazo para outras doenças crônicas, como diabetes e doença renal – incluindo hemodiálise, que é uma intervenção custosa e prolongada. Até outras condições mentais complexas são mais facilmente reembolsadas do que o tratamento da adicção. Hoje em dia, a maioria dos planos de saúde cobre cirurgias de redesignação sexual para indivíduos transgênero, mas não paga tratamento com internação emergencial para alguém com abstinência aguda de opioide.

Sabemos, porém, que, com tratamento médico, a adicção se comporta de modo muito similar a outras doenças crônicas que têm um componente comportamental, como o diabetes tipo II (comportamentos relacionados a dieta), e tem até taxas similares de compromisso com tratamento, remissão e recaída.[7] Indivíduos que se engajam ativamente no tratamento para adicção têm, em média, uma taxa de recuperação de 50%,[8] ou seja, o mesmo nível das taxas de reação a outras condições de saúde mental, como depressão e esquizofrenia, o que contraria aquilo que muitas pessoas supõem a respeito do tratamento da adicção – que ele é inócuo. Esses dados apoiam o argumento de que a adicção pode e deve ser gerida dentro do sistema de saúde.

A aprovação da Lei de Paridade entre Doença Mental e da Adicção [Mental Health Parity and Addiction Equity Act, MHPAEA], elaborada por Paul Wellstone e Pete Domenici e em vigor desde 2008, requer que os planos de medicina em grupo que oferecem benefícios a doença mental ou a uso de substâncias os ofereçam em paridade com benefícios médicos e cirúrgicos. A aprovação da Lei de Cuidados Acessíveis [Affordable Care Act] expande essa proteção a um número adicional estimado de 62 milhões de norte-americanos. No entanto, os planos de saúde ainda não dão reembolso para tratamento de adicção, como fazem para outras condições médicas, e procuram brechas e maneiras de driblar a lei para negar cuidados. Continua existindo ampla discriminação nos planos de saúde contra aqueles com doença mental ou transtorno por uso de substâncias.

Enquanto o sistema de saúde norte-americano ignorar a adicção, será onerado a pagar pelo custoso tratamento das consequências médicas decorrentes do problema e nunca chegará à sua raiz. Com isso, milhões de norte-americanos continuarão sofrendo. Para cada 1 dólar que os governos federal e estaduais gastam com adicção, 95 centavos vão para tratar das consequências médicas do problema, e apenas 2 centavos vão para prevenção e tratamento.[9] O mau uso e a adicção a drogas prescritas são exemplos dessas consequências decorrentes.

A história de vida de minha paciente Diana ilustra as graves consequências de saúde que derivam de um sistema que não ensina seus médicos a reconhecerem e tratarem a adicção ou que não os reembolsa. Exemplifica, também, a natureza crônica, recorrente e remitente da adicção.

▶ As várias faces da adicção

Quando Diana tinha apenas 2 anos e meio, viu um conjunto de presilhas de cabelo com carinha de palhaço durante um passeio com a mãe pela loja de departamento Mervyn's. Estendeu as mãozinhas para agarrá-las, mas sua mãe bloqueou o gesto. Ela sempre se preocupara em como vestir a filha e achou que não era o caso de comprar aquelas presilhas de palhacinhos.

Diana não reagiu fazendo biquinho, nem resmungou ou chorou. Deu um berro. E mais um, e continuou berrando com tal intensidade que as pessoas ao redor ficaram alarmadas. Quando olharam de onde vinham os gritos, viram uma garotinha linda, sentada em um carrinho, a cabeça jogada para trás, uma expressão retorcida no rosto, as pernas dando chutes no ar, e a mãe, em pânico, sem saber o que fazer diante daquela expressão tão feroz da vontade de sua filha.[10, 11, 12, 13]

A mãe saiu às pressas da loja em direção ao carro, com Diana o caminho inteiro aos prantos e arqueando as costas em protesto. Duas horas depois de terem chegado em casa, ela ainda gritava. A mãe então ligou para o marido, desesperada, pedindo que viesse do trabalho para ajudá-la. Quando o pai de Diana chegou, colocou a filha, que ainda chorava, no carro e dirigiu por algumas horas. Seria o primeiro de muitos passeios de carro que ele faria para acalmá-la. Enfim, Diana foi parando de chorar e caiu no sono. Quando o pai voltou para casa, carregou a filha no colo, com todo cuidado, do carro até a cama. Ao acomodá-la, notou que ela apertava um objeto com força na mãozinha fechada. Afastou seus dedinhos um por um, com cuidado para não a acordar. Ali, na mão de Diana, encontrou o par de presilhas com carinha de palhaço.

Desde muito cedo, quaisquer que fossem as emoções que Diana sentisse, expressava-as com uma intensidade bem acima da média e de maneira crônica, prolongada. Às vezes, parecia fisicamente incapaz de superá-las. Também demonstrava uma resposta defensiva aos seus desejos momentâneos e reagia com uma teimosia que a impedia de ponderar, de modo sensato, os prós e contras de seu comportamento.

Quando tinha 11 anos, um tio chamou-a de "rechonchudinha" – uma observação inocente, casual –, mas ela não conseguiu mais parar de pensar nisso e começou a comparar seu corpo, ainda em formação, com as imagens de perfeição que via em revistas de moda. Ficou determinada a emagrecer, mas não queria deixar de comer as coisas que adorava. Então teve uma ideia.

Sentou-se no escuro, sozinha, no alto da escada, esperando que os pais e o irmão mais velho fossem dormir. Era meia-noite quando enfim os pais apagaram a luz do quarto. Ela desceu de mansinho, um passo por vez, com cuidado para não fazer barulho. Abriu a geladeira, a luz que vinha de dentro cortando o escuro da cozinha. Pegou o prato de macarrão com molho cremoso de frutos do mar, aquele que ela só se permitira comer umas poucas garfadas no jantar. Comeu direto da travessa, rápido, enfiando três ou quatro garfadas na boca por vez, até sentir a barriga estufada demais, e parou. Mas não ficou preocupada, porque na mente dela as calorias não iam fazer diferença. Menos de cinco minutos depois, estava no banheiro no andar de cima, a porta trancada, debruçada no vaso e enfiando os dedos na garganta.

Diana tinha 14 anos quando os pais descobriram esse comportamento, e àquela altura ela já forçava o vômito todos os dias, às vezes mais de uma vez por dia. Os pais decidiram tomar providências e a levaram a um médico, um psicólogo e uma nutricionista. Ela fez terapia individual, terapia familiar, terapia em grupo. Os pais passaram a monitorar tudo o que a filha comia. Mas, mesmo com todas essas intervenções, Diana sentia dificuldades em parar. Ela mesma ficou surpresa ao ver como era difícil. Já fazia tempo que tinha o corpo que queria, portanto, não era mais uma questão de ser magra. Constatou que o que desejava era a liberação de tensão que o ato de forçar o vômito lhe proporcionava. Às vezes comia, vomitava e repetia isso só para estender a sensação. Anos depois, refletiu: "Assim como a minha adicção à heroína, a bulimia seguia o mesmo padrão: ter um espaço secreto, que ninguém mais conhece, para se dedicar a uma atividade condenável. Depois que já está ali, você perde a noção do porquê".

Há décadas a área de psiquiatria vem encarando a bulimia nervosa como um transtorno alimentar, definido pela ingestão de grandes quantidades de comida seguidas por sua eliminação, em geral pela indução do vômito. Mais recentemente, porém, médicos e cientistas estão comparando-a a uma adicção. Entre os indivíduos com bulimia, de 30% a 50% têm um transtorno por uso de álcool ou drogas, em comparação com cerca de 9% a 15% da população em geral; e até 35% dos indivíduos que têm transtorno por uso de drogas ou álcool têm também um transtorno alimentar, em comparação com cerca de 1,6% da população em geral. Essas altas taxas de ocorrência simultânea são uma evidência indireta de que há um caminho compartilhado para a doença.[14] Mais persuasivo ainda é perceber que os padrões alimentares vistos na bulimia são particularmente aditivos e a diferenciam de outros transtornos alimentares, como a anorexia. Empanturrar-se de comida, em especial comidas açucaradas, libera dopamina nos circuitos de recompensa do cérebro, de modo similar ao mecanismo em ação no abuso de drogas.[15] O vômito que se segue aumenta muito as endorfinas, que são a heroína do próprio corpo, compensando o aumento da dopamina extracelular.[16]

Em 1995, quando Diana fez 15 anos, os pais a enviaram a uma escola particular de elite no Vale do Silício para cursar o ensino médio. Ela já estava melhor da bulimia e eles queriam ajudá-la a ter um futuro brilhante. Diana lembra que passou a maior parte das primeiras semanas na escola tentando descobrir quais eram os alunos mais populares e o que teria que fazer para se integrar ao grupo. Muitos de seus colegas, assim como ela, eram filhos de hippies ("A sobrinha de um dos músicos do Fleetwood Mac estudava lá!"), mas, diferentemente de Diana, seus colegas eram mais aculturados, e de uma maneira que pareceu estranha a ela. E eles usavam drogas. Em um esforço para fazer parte do grupo, Diana começou a fumar cigarros. Eles riram quando ela tossiu ao dar sua primeira tragada. Do cigarro logo passou para álcool e maconha, em outro exemplo de como a "vizinhança" pode ser fator de risco para a adicção, em particular a exposição ao uso de drogas na escola.

▶ Recompensas alternativas reduzem o uso de substâncias

Aos 16 anos, Diana teve uma epifania. Decidiu que queria ser artista. Tomou uma decisão consciente de cortar álcool e drogas, arrumou um emprego, poupou dinheiro e entrou em uma escola de arte. Com essa meta em mente, concluiu o ensino médio aos 17 anos, alugou um apartamento em São Francisco e entrou em um instituto de moda. Teve até relativo sucesso no início, com sua própria mostra de arte, um artigo em uma revista de moda de São Francisco e uma indicação para um prêmio de fotografia de moda. Seu uso de drogas e álcool nesses anos era intermitente.

O fato de Diana ser capaz, nessa época, de restringir o uso de drogas e álcool indica a importância das recompensas alternativas – incluindo até a promessa de recompensas futuras – para tentar limitar o uso de substâncias. Como Charles Duhigg descreve muito bem em seu livro *O poder do hábito*,[17] para mudar um comportamento profundamente arraigado, o indivíduo precisa encontrar uma maneira de colocar uma nova recompensa no lugar da velha. O mesmo fenômeno vale para camundongos. Se colocarmos um camundongo em uma gaiola sem ele ter o que fazer exceto pressionar uma alavanca para obter cocaína, ele desenvolverá todos os principais sinais de adicção à cocaína. No entanto, se acrescentarmos outra alavanca que o camundongo possa pressionar para obter uma bebida açucarada, ou uma roda para ele correr e se divertir, a probabilidade de ele se tornar adicto de cocaína será bem menor, e um camundongo que já seja adicto de cocaína passará a consumi-la menos.[18, 19] Para Diana, os elogios que recebia por seu trabalho com arte ajudaram-na a controlar seu uso de substâncias.

▸ Heroína chique

Por volta de seus 20 anos, Diana estava consolidando sua identidade como artista e decidiu que o passo seguinte seria ir para Nova York. Com a ajuda financeira dos pais, mudou-se para Manhattan. O final da década de 1990 foi o auge da fase "heroína chique" na região, quando mulheres jovens muito emagrecidas, com olheiras profundas, eram um ícone de beleza. Cartazes em tamanho natural de Kate Moss, a top model da década, cobriam as ruas dos cinco distritos da cidade, muitas vezes com os dizeres "Me dê comida" pichados em cima da esquelética figura da modelo.

Diana, uma garota superbonita, com cabelo castanho comprido, olhos castanhos enormes e ossatura delicada, encaixava-se muito bem no estereótipo. Ela trabalhou como modelo, mas tentou se firmar como designer e fotógrafa de moda. Com sua bela aparência, e também pelo fato de sempre ter vivido em um ambiente de elite, logo se insinuou pelos altos escalões do mundo da moda de Nova York. Não demorou a descobrir que drogas e álcool faziam parte daquele mundo.

Diana passava horas, às vezes dias, planejando o que iria usar em uma saída noturna. Às vezes dava uma volta pelas lojas *vintage*, ou criava um álbum de recortes para ter ideias de como se vestir. Seu par romântico, em geral um homem mais velho e bem de vida, vinha pegá-la por volta das 6 horas da tarde para irem juntos até o Meatpacking District, bairro que concentra a cena artística de Nova York, com quarteirões cheios de galerias de arte e *vernissages* de exposições, seguidas pelos inevitáveis coquetéis e festas pós-eventos.

Toda saída noturna de Diana começava com álcool, vinho ou champanhe, servido por garçons em taças altas. Ela bebia avidamente. "Se eu visse David Bowie ou Mick Jagger, queria conseguir ficar numa boa. Não queria dar a impressão de estar deslumbrada." Para ela, aquelas noitadas não eram só lazer; eram essenciais para a sua atividade. Ia em parte para descobrir o que as outras pessoas estavam fazendo e para ter ideias, assimilá-las e recriá-las de outra forma. As ideias vinham não só da arte exposta nas paredes, mas das pessoas que via, das roupas, das fofocas. O senso de urgência era palpável e persistente.

O jantar só acontecia depois das 9 horas da noite. Àquela altura, Diana já estava bem cansada e não tinha bebido pouco. Foi então que entrou a cocaína. Ela lembra que conseguir cocaína em uma festa em Manhattan era tão fácil quanto pedir uma pizza. Alguém fazia uma chamada telefônica – todo mundo tinha algum contato – e a droga era entregue na porta. Diana orgulhava-se de nunca ser aquela que encomendava a droga ou pagava por ela, algo que, dizia a si mesma, "só viciado faz". Os outros sempre lhe ofereciam a droga como um presente. Ela então ia até o banheiro, fazia umas carreiras de cocaína em cima da tampa da privada, ajoelhava-se com cuidado e as cheirava, com uma narina por vez. De novo, o banheiro era um santuário familiar, o que talvez até pudesse ter sido um sinal de advertência. Mesmo assim, Diana continuava ocupada, aprendendo seu ofício e colaborando com outros fotógrafos e designers de moda. Podia passar dias seguidos sem usar nenhuma droga. No entanto, tudo isso mudou depois que experimentou heroína pela primeira vez.

Era 2001. Diana acabara de completar 21 anos, e o atentado às Torres Gêmeas só ocorreria dali a alguns meses. Ela tinha ido ao apartamento de uma amiga, que era modelo, fazer umas fotos, pois às vezes desenvolviam alguns projetos juntas. A amiga encomendou heroína, que foi entregue no apartamento. Colocou o pó branco macio no verso de uma capa de CD, cheirou e ofereceu um pouco a Diana. Ela cheirou um quinto de uma carreira e sentiu os efeitos na hora. A primeira coisa que percebeu foi que "o barulho tinha ido embora". A cacofonia do seu estilo de vida nova-iorquino era agora apenas um eco distante. Mais importante, o incessante murmúrio de sua voz interior, dizendo-lhe quase sempre que ela não era boa o suficiente, também havia silenciado. O que sentiu não foi bem uma euforia; era mais uma sensação de alívio por não precisar mais sentir. Também teve enjoo e foi correndo ao banheiro vomitar. Depois que o fez, o primeiro pensamento que lhe veio à mente foi a certeza de que cheiraria heroína de novo. "Foi um negócio mágico."

A posse e a distribuição de heroína são proibidas nos Estados Unidos, mas a droga está prontamente disponível no mercado ilegal, vendida como um pó branco ou marrom, misturado com leite em pó, amido, açúcar ou quinino. A heroína "piche preto" é grudenta como piche, em geral produzida no México, e predomina nos mercados a oeste do Mississippi, como a Califórnia. A cor escura vem do método de processamento, que deixa impurezas. Essa droga precisa ser dissolvida, diluída e injetada na veia, no músculo ou debaixo da pele. Em sua forma pura, a heroína é um pó branco com gosto amargo e, em geral, vem da América do Sul. Ela domina os mercados norte-americanos a leste do Mississippi, por exemplo, em Nova York. A heroína pura pode ser cheirada, fumada ou injetada. Depois que entra no cérebro, é convertida em morfina e produz uma euforia imediata.

Desde que chegara a Nova York, Diana não havia comprado drogas, mas logo começou a comprar heroína. Usando apenas um pouquinho por dia, sua primeira compra de 50 dólares durou entre duas e três semanas. Depois que consumiu tudo, começou a ter náuseas, vômitos, diarreia e cãibras musculares. Achou que era gripe, ou seja, não entendeu que estava com abstinência de opioide. Em poucos meses, Diana progrediu para 100 dólares por dia e começou a ter a reputação de "drogada". Usar drogas era algo aceito no glamouroso mundo da moda de Nova York, mas ser drogada, não. Quando as Torres Gêmeas desabaram no dia 11 de setembro de 2001, Diana estava tão ocupada montando uma carreira de pó branco em cima de uma superfície de vidro que nem percebeu.

Por volta de 2003, a vida de Diana estava totalmente revirada. Sua carreira em fotografia de moda não existia mais, muitos de seus amigos haviam se afastado e ela não tinha mais dinheiro. Então foi embora de Nova York e voltou à Califórnia, na esperança de que a mudança de ares lhe desse uma chance de recomeçar a vida. Foi para uma clínica de reabilitação particular na Califórnia, bancada pelos pais. Seu plano de saúde não cobriu nenhuma despesa. Apesar do tratamento, continuou tendo recaídas. No seu ponto mais baixo, morava em um apartamento bagunçado e sujo em São Francisco e pagava o aluguel semanal com o dinheiro que ganhava como stripper. Com o que sobrava, sustentava não só sua adicção à heroína, mas também a do namorado, que conhecera na rua comprando drogas e agora morava com ela.

> ### Complicações médicas da adicção: uma porta giratória

Em 2005, quando Diana tinha 24 anos, sua pele estava coberta de nódulos pustulares por ter injetado heroína durante os quatro anos anteriores. Os nódulos logo viraram grandes placas vermelhas por todo o corpo. Também sentia dificuldade para respirar. O pai levou-a correndo a um pronto-socorro.

Os registros médicos eletrônicos da primeira internação hospitalar de Diana descrevem que seu braço esquerdo estava coberto por "vesículas inchadas, pustulares [...], drenando fluido", com áreas de pele que davam a impressão de abrigar "pedras arredondadas embaixo". O braço direito dela estava comprometido, assim como a base de seu polegar direito. No seu tornozelo direito havia um cisto de 4 centímetros, cheio de sangue e pus. A parte interna da sua panturrilha esquerda tinha uma ferida aberta de 2 por 2 centímetros drenando um fluido sanguinolento e purulento. Um raio-X do peito revelou pneumonia, com possível infecção das válvulas cardíacas. As culturas de suas feridas deram positivo para a bactéria *Staphylococcus aureus*, uma forma virulenta resistente ao antibiótico meticilina e, portanto, conhecida como MRSA – *Methicillin resistant Staphylococcus aureus* ou *Staphylococcus aureus* resistente à meticilina.

Diana foi diagnosticada com furunculose MRSA severa, bacteremia MRSA, celulite e abscessos na pele. O diagnóstico diferencial na época de sua internação incluía síndromes raras de imunodeficiência, como síndrome de hiper IgE e síndrome de Jó. Somente vários dias após a internação é que os médicos perguntaram a respeito do uso de drogas intravenosas, o que, a princípio, segundo o registro médico, ela havia negado. Informações obtidas dos pais levaram à constatação de um evidente histórico de adicção à heroína, incluindo uso intravenoso.

São muitas as consequências médicas do uso de heroína, em particular da intravenosa, e dependendo da rota de administração elas incluem, mas não são se limitam a: constipação, pneumonia, tuberculose, danos às membranas da mucosa nasal (em razão de cheirar a droga), perfuração do septo nasal, veias com cicatrizes ou colapsadas, infecções bacterianas dos vasos sanguíneos e das válvulas do coração, abscessos e outras infecções de tecidos moles, hepatite, HIV e overdose acidental por desaceleração do batimento cardíaco e depressão respiratória.

O tratamento de Diana, que salvou sua vida, envolveu seis antibióticos diferentes por via intravenosa, drenagem cirúrgica dos abscessos e múltiplos enxertos de pele. Para o controle da dor, ela recebeu sulfato de morfina de ação prolongada (MS Contin) 90 mg três vezes ao dia; morfina em solução oral 50 mg a cada duas horas, conforme necessário para aliviar a dor; e fentanil intravenoso (outro potente opioide) 100 mcg antes de cada troca de curativo, que era realizada duas a três vezes por dia. Diana ficou várias semanas no hospital, e como condição necessária de seu tratamento precisava ter seu cérebro inundado por opioides o tempo todo. Na época da alta, o consenso entre os médicos foi de que a infecção e os problemas de saúde que se seguiram decorriam do hábito de injetar drogas. Mas, apesar dessa consciência, nenhuma parte de seu plano de alta, que de resto era bem exaustivo, envolveu qualquer recomendação ou encaminhamento a tratamento para adicção. Em um sistema em que os médicos não são ensinados a reconhecer a adicção como doença, ou não recebem nada dos planos de saúde ou de outras fontes pagadoras para tratar a adicção, faz sentido que os médicos de Diana ignorassem isso.

Ela foi mandada para casa com um intenso regime de medicações e tratamentos para as feridas e sua infecção. Continuava tendo no braço um acesso PICC (*peripherally inserted central catheter*), isto é, um cateter central de inserção periférica, para poder receber antibióticos intravenosos mesmo após a alta. Marcaram para ela consultas de acompanhamento na clínica de doenças infecciosas, na clínica de mãos, na clínica de dor, na clínica de imunologia, na clínica geral, e duas consultas por dia na clínica ambulatorial para receber uma infusão de Vancomycin (um antibiótico) e trocar curativos. Continuou recebendo MS Contin 90 mg três vezes ao dia após a alta, assim como tabletes solúveis de ação rápida de morfina 60 mg a cada duas horas, conforme necessário para a dor, e mais 90 mg antes da troca de curativos, feita duas vezes ao dia.

Nos meses que se seguiram à primeira internação hospitalar de Diana, à medida que suas feridas começaram a sarar, os médicos tentaram reduzir os opioides, mas, como seria de se esperar, toda tentativa foi malsucedida. Como reação à incapacidade da paciente de cumprir as recomendações de redução, seus médicos recusaram-se a prescrever mais opioides. Diana passou então de uma dose alta e constante de opioides prescritos, fornecida pelos médicos, a zero. A essa altura da vida, já conhecia os efeitos da abstinência e pensou em usar heroína de novo, mas morria de medo de ter uma recorrência da infecção. Então achou outra solução.

Como ainda tinha alguns comprimidos de sulfato de morfina de ação prolongada, pegou uma tesoura pequena e tirou o revestimento que propiciava essa liberação e que compunha a camada externa do comprimido. Então, com um pilão, triturou o comprimido até virar um pó fino. Misturou o pó com a solução salina que os médicos lhe haviam dado para limpar o acesso PICC e injetou na veia pelo próprio acesso. Ao mudar a rota de administração, aumentava a biodisponibilidade dos comprimidos que ainda lhe restavam, e com isso estendeu seu suprimento. A história de Diana reflete a de outros usuários de drogas injetáveis no final da década de 1990 e início de 2000, que passaram da heroína IV para opioides prescritos, aproveitando a crescente disponibilidade desses últimos.[20, 21]

Na ausência de tratamento médico para seu transtorno de adicção, não admira que Diana fosse incapaz de parar de usar opioides. Dados mostram que a adicção a opioides, quando não tratada, leva a recaídas, descumprimento do tratamento médico e aumento da morbidade e da mortalidade.[22] Pelos três meses seguintes, Diana continuou injetando MS Contin dissolvido daquele seu estoque restante. Em janeiro de 2006, sua mãe a flagrou injetando morfina triturada no acesso PICC e chamou a polícia.

A polícia colocou Diana em uma detenção legal chamada "51-50", que permite a um médico internar uma pessoa contra a própria vontade em uma ala psiquiátrica para observação e tratamento durante 72 horas. Internada no mesmo hospital em que havia recebido seu tratamento original, Diana passava agora para a unidade de psiquiatria, não mais para a unidade médica. Na unidade psiquiátrica, mais de seis meses após ter sido internada no hospital pela primeira vez, ela enfim recebeu o diagnóstico formal em um registro médico eletrônico como adicta de drogas, ou, na linguagem do mais recente *Manual Diagnóstico e Estatístico de Transtornos Mentais* (DSM-5), como tendo "transtorno por uso de opioides".[23]

Os médicos raramente diagnosticam e documentam oficialmente um transtorno por uso de substância nos registros eletrônicos de saúde, mesmo quando sabem da existência desse quadro. Tais registros acabaram se tornando um meio para justificar a cobrança feita a outras fontes pagadoras, isto é, Medicare, Medicaid e companhias de planos de saúde privadas, em vez de um registro para documentar doenças e seu tratamento.[24] Como os médicos não são pagos para tratar da adicção, não veem razão para fazer constar isso do registro. Alguns profissionais também têm receio de que o rótulo possa estigmatizar o paciente e comprometer seus cuidados no futuro. Porém, com maior frequência, é justamente a falta de informação sobre o uso de substâncias no registro do paciente que afeta esses cuidados de forma negativa.

Depois que teve alta, Diana foi para uma clínica de tratamento de adicção. A internação custou à família dezenas de milhares de dólares para uma estada de trinta dias. Felizmente, tinham como pagar. Os cuidados que recebia, dos quais fazia parte um tratamento com Suboxone, possibilitaram que ela parasse de usar opioides, qualquer que fosse sua forma, pela primeira vez em muitos anos.

▶ Benzodiazepinas, a epidemia oculta de drogas prescritas

Diana começou a se consultar com um psiquiatra depois que saiu do hospital em 2005. O médico passou a receitar diversos psicotrópicos, um atrás do outro: antidepressivos, estabilizadores de humor, ansiolíticos, hipnóticos. Chegou um ponto em que ela tomava até quinze comprimidos por dia. Apesar da recomendação do hospital para que não fizesse uso de quaisquer benzodiazepinas ou outros sedativo-hipnóticos potencialmente aditivos, o psiquiatra de Diana introduziu-a em uma rotina de Valium, que é uma benzodiazepina.

A primeira benzodiazepina, Librium, foi sintetizada acidentalmente por Leo Sternbach em 1955, depois comercializada para tratamento de ansiedade e distúrbios do sono pela gigante farmacêutica Hoffmann La Roche em 1960. O sucesso de mercado do Librium inspirou a companhia a criar outra benzodiazepina, o Valium, em 1963. Valium foi uma droga de grande sucesso comercial do laboratório La Roche, a primeira a conseguir 1 bilhão de dólares em vendas, e se tornou o medicamento mais amplamente prescrito para ansiedade ao redor do mundo. Também capturou a imaginação dos norte-americanos no memorável sucesso de 1966 dos Rolling Stones, "Mother's Little Helper".

Hoje, a prescrição de benzodiazepinas pelos médicos continua aumentando, tornando-os um dos grandes culpados pela epidemia de mortes por overdose de substâncias prescritas que afeta os Estados Unidos. Não obstante, as benzodiazepinas são relativamente ignoradas na discussão nacional sobre o aumento das taxas de adicção. Muitos médicos prescrevem benzodiazepinas para ajudar os pacientes a largarem os analgésicos opioides, sem perceber ou compreender que as próprias benzodiazepinas são altamente aditivas.

Diana começou com uma dose baixa de Valium, apenas 10 mg por dia, mas progrediu para 10 mg duas vezes ao dia e em poucas semanas escalou muito rápido para mais de 100 mg diários, tudo prescrito por seu psiquiatra. Não se saiu muito bem. Morava alternadamente com um dos pais, não foi capaz de manter nenhum emprego consistente nem de se engajar em nenhum tipo de esforço artístico, como aqueles que antes a haviam ajudado a se sustentar. Seu psiquiatra lhe deu o diagnóstico de transtorno bipolar, algo que ela não achava que tivesse a ver com seus problemas, mas pelo menos legitimava o cheque da pensão por deficiência que recebia do governo federal todo mês, as muitas medicações psicotrópicas que tomava e as consultas mensais particulares. Em resumo, entre 2005 e 2013, Diana foi uma inválida.

▶ Adicta de ser paciente

Quando Diana apareceu na minha clínica em 2013, não se identificou como alguém com adicção. Não usava heroína havia anos, mas tomava uma lista estonteante de medicações psicotrópicas – Xanax para acalmá-la, Ritalina para animá-la, Depakote para estabilizá-la, Prozac para deixá-la mais feliz e Ambien para fazê-la pegar no sono. Também usava "maconha medicinal" duas a três vezes ao dia. Apesar de todas essas medicações, vivia ansiosa, dispersiva, sem contenção emocional, deprimida e incapaz de dormir.

Quando se lembra desse momento particular de sua vida, em que tomava quinze ou mais comprimidos e fumava cigarros e maconha todos os dias, Diana diz: "Tinha perdido minha voz. Era como uma daquelas mulheres vitorianas com diagnóstico de histeria que tomavam láudano. Meu médico chegou a dizer que eu era histérica. Eu não usava mais heroína, mas era mais dependente de drogas do que nunca. Quando enfim declarei ao meu médico que queria parar com todas aquelas drogas e seguir adiante com a minha vida, ele disse que eu não conseguiria. Que eu era doente demais e que seria doente o resto da vida".

Diana foi para uma unidade psiquiátrica de internação voluntária naquela semana, e lá interromperam toda a medicação psicotrópica dela, exceto Suboxone, a única que consistentemente melhorava seu funcionamento. Dessa vez, ao receber alta, passou a frequentar toda semana sessões de terapia em grupo com foco em recuperação da adicção. Arrumou um emprego de meio período para cuidar da avó materna, que tinha Alzheimer em estágio terminal. O mais importante é que conseguiu ter seu cérebro de volta. Era capaz de pensar de novo.

Um ano após a alta desse hospital, a vida dela ainda não era fácil. Continuava às voltas com flutuações de humor e surtos de raiva dirigidos àqueles que mais se preocupam com ela. Mas não estava mais usando heroína nem outras drogas ilícitas. Tinha parado até de fumar cigarros e maconha. Na terapia em grupo, vestindo um jeans surrado e uma blusa estilo camponesa, retorcendo as mechas de cabelo comprido e grosso, ela disse: "Durante anos fui viciada em heroína, depois me tornei viciada em ser paciente; eu era uma dependente de drogas prescritas na mesma medida em que tinha sido dependente de heroína – talvez até mais. Mas cansei de ser *junkie* e cansei de ser paciente. Agora ajudo a tomar conta da minha avó. Ela tem Alzheimer e eu faço um monte de coisas para ela, é como tomar conta de um bebezinho. Minha mãe diz que eu cuido melhor da minha avó que ela". Diana declara isso, então para de torcer o cabelo um momento e sorri. "Quero ficar bem e preservar minha dignidade o máximo que puder. Já sou capaz de pensar outra vez e estou produzindo arte de novo, o que faz eu me sentir realmente bem."

A história de Diana, da criancinha que pedia presilhas de palhacinho, passando pela "viciada em heroína", até a jovem que tomava um monte de comprimidos prescritos todos os dias, ilustra as recaídas crônicas e a natureza remitente da adicção, por isso é fundamental termos um modelo de cuidados crônicos para tratá-la. Também mostra a profunda ignorância dos médicos – entre os quais os próprios psiquiatras, que deveriam ser os especialistas em doenças mentais – quanto a detectar, diagnosticar e tratar da adicção. As histórias de Diana e de Jim ilustram que ainda não existe paridade no sistema de saúde dos Estados Unidos para o tratamento e o reembolso de transtornos de adicção.

CAPÍTULO 10 ────────────────────────────

Interrompendo o ciclo de prescrição compulsiva

COM O TRATAMENTO, Jim ficou bem por quase um ano, abstendo-se de analgésicos opioides e de outras substâncias aditivas. O que precipitou sua recaída não foi nada dramático ou particularmente memorável, e sim uma mudança burocrática: a companhia de táxis resolveu trocar o plano de saúde de seus funcionários, e esse plano não cobria minha clínica. Jim não conseguiu encontrar um especialista em adicção (não somos muitos), então começou tudo de novo com outra médica, de clínica geral.

Minha última conversa com ele foi por telefone, em 2014, quando liguei a fim de saber como estava.

– E aí, Jim? Como vão as coisas?

– Estou bem, doutora. Acho que estou bem. Mas precisei parar com o Suboxone, porque, sabe como é, não achei ninguém para receitá-lo. Então a nova médica me deu o Norco de novo, para a dor lombar.

– Mas você falou para ela do seu histórico? – perguntei.

– Contei do álcool, mas não do… hmmm, dos comprimidos.

– Jim… mas por que não?

– É que acho que agora eu sei lidar melhor com isso, doutora. Acho mesmo. E o Norco funciona bem para a minha dor. Talvez eu esteja no caminho errado... É, provavelmente peguei o caminho errado... mas, no momento, é o que eu posso fazer.

– Você gostaria que eu ligasse para sua nova médica e conversasse sobre a sua situação?

– Não, doutora. Agradeço, mas não precisa.

– Tem certeza?

– Tenho, sim.

Silêncio.

– Certo, Jim, então... cuide-se, ok? E me avise se... bem, você sabe... se mais tarde... Eu posso ajudar.

– Certo, doutora, aviso, sim, prometo.

Desde então não soube mais dele. Onde quer que você esteja, Jim, espero que esteja bem.

▶ Apesar das mudanças nas políticas, a epidemia segue firme

Desde que o CDC declarou em 2011 um estado de emergência em relação à adicção a drogas prescritas e a mortes por overdose, muita coisa foi feita nos níveis federal, estadual e local para lidar com o problema. A naloxona, medicação capaz de controlar uma overdose letal de opioide, foi aprovada pela FDA, e as chamadas "Leis do Bom Samaritano" existentes em vários estados norte-americanos agora dão aos médicos a possibilidade de prescrever esse medicamento a pacientes e a amigos, familiares ou qualquer um que esteja presenciando e possa impedir que uma overdose de opioide seja fatal.[1] Os bancos de dados para monitoração de drogas, que permitem ao médico checar todas as receitas que um paciente tem recebido para substâncias controladas, vêm sendo implementados ou reabilitados em todos os estados.[2] Hospitais, prontos-socorros e clínicas de todo o país criaram algumas políticas para limitar a prescrição de opioides. Também têm sido lançadas campanhas educativas e orientações gerais sobre prescrição segura desses medicamentos. As novas orientações advertem os médicos dos riscos da adicção a analgésicos opioides. (Em contraste, quase nada tem sido feito para coibir a epidemia mais silenciosa do excesso de prescrições, mau uso e adicção a estimulantes [Adderall] e sedativo-hipnóticos [Xanax].)

Apesar dessas medidas, o problema da prescrição de drogas persiste. De 2000 a 2014, quase meio milhão de norte-americanos morreram por overdose de drogas. Overdose de opioides, incluindo analgésicos e heroína, foram a principal causa dessas mortes, alcançando um nível recorde em 2014, quando aumentaram 14% em um único ano.[3] Mais de 200 milhões de prescrições de analgésicos opioides continuam a ser dadas por médicos dos Estados Unidos todo ano.

Na realidade, a epidemia de drogas prescritas provavelmente continuará no futuro próximo, a não ser que façamos mais para lidar com as forças invisíveis que promovem a epidemia. (Até mesmo a discussão pública dessas forças é considerada politicamente incorreta.) Narrativas culturais incentivam o uso dos comprimidos como soluções rápidas para a dor. Corporações em conluio com a medicina organizada acabam assumindo indevidamente o lugar da ciência médica para estimular a ingestão de comprimidos. A concessão de atestados de invalidez gira em torno de pacientes que tomam comprimidos e continuam doentes, e garantem assim sua pensão por licença médica. Uma nova burocracia na saúde foca em metas de faturamento e favorece comprimidos, procedimentos e a satisfação do paciente em vez de focar na sua reabilitação. Fatores como a desconexão dentro da assistência médica e leis antiquadas de privacidade também impedem a mão esquerda de saber o que a direita está prescrevendo.

Entrelaçado com tudo isso há a complexa dinâmica de relacionamentos entre médicos e pacientes, repleta de decepções de ambos os lados, autoenganos, orgulhos feridos e, de um lado, o desesperado esforço dos médicos de fingir que estão ali com a única missão de curar, e do outro, o dos pacientes de fingir que sua única intenção ao procurar um médico é se recuperar da doença.

Mesmo quando a adicção é reconhecida pelos médicos e seus pacientes, os profissionais não sabem como tratá-la nem contam com uma infraestrutura para prover esse tratamento, e os planos de saúde não pagam por isso.

▸ Como pôr um fim a esse ciclo de prescrição compulsiva?

Há uma tensão velada subjacente a essas forças invisíveis que criam a epidemia: os médicos são cada vez mais solicitados a cuidar de pessoas que têm complexos problemas biopsicossociais (decorrentes da carga biológica, do tipo de criação e do ambiente social imediato), sem que lhes sejam dadas ferramentas, nem tempo, nem recursos para cumprir essa tarefa. Há pouco mais de um século, cuidar dos pobres, dos sem-teto, dos desempregados e dos adictos estava nas mãos de organizações religiosas. Com a secularização da sociedade no início dos anos 1900 e a medicalização de muitos aspectos da vida cotidiana na segunda metade do século XX, os médicos se tornaram responsáveis por muitos outros aspectos da vida de seus pacientes além daqueles que tradicionalmente têm sido encarados como "doenças". Tais profissionais, porém, como se tentassem calçar um sapato de número menor, "fingem" que os problemas de seus pacientes são unicamente de natureza médica e tentam encaixá-los dentro do nosso atual sistema industrializado de assistência de saúde, que cobra por serviço e opera como em uma linha de montagem.

Para podermos harmonizar essas incompatibilidades, nós, como sociedade, precisamos reestruturar o sistema de assistência médica para que ele reconheça plenamente as novas demandas da medicina, que tem que cuidar não apenas dos que têm doenças físicas, mas também daqueles com doenças mentais, entre elas a adicção. Precisamos construir uma infraestrutura médica que tenha como alvo tratar os reais problemas que as pessoas enfrentam, em vez de atribuir-lhes problemas que elas não têm só para justificar os serviços que já fazem parte do sistema existente. (Uma alternativa seria estabelecer que nosso sistema médico não é apropriado para lidar com pobreza, desemprego, isolamento, famílias disfuncionais etc., e criar serviços sociais fora da medicina que pudessem fazer isso melhor.)

Problemas mentais e comportamentais complexos exigem cuidados prolongados e uma cura que é sustentada por relacionamentos e pela comunidade. Tratá-los requer uma integração fluida com o resto da medicina, em vez do status marginalizado que têm hoje. A medicina deve de uma vez por todas acolher a adicção como doença, não porque a ciência dá o aval para isso, mas porque é viável fazê-lo. Enquanto o sistema continuar deixando os pacientes com adicção no ostracismo, enquanto acolher abertamente e de maneira agressiva o tratamento de transtornos como dor crônica, fadiga crônica, fibromialgia, depressão, transtorno do déficit de atenção e assim por diante, a epidemia de drogas prescritas continuará, bem como o sofrimento de milhões de pessoas com adicção não tratada.

A fim de alcançar essa meta, o tratamento da adicção precisa ser ensinado em todos os níveis da formação em medicina. Hoje a adicção ocupa uma parte muito pequena do currículo da maioria das escolas de medicina e está ausente de quase todos os programas de residência, incluindo residências em psiquiatria. A medicina é assimilada por meio de uma série de aprendizagens. A residência lança os alicerces de como os médicos vão praticar a medicina pelo resto da vida. Enquanto o treinamento em medicina da adicção não permear as escolas e os programas de residência, a força de trabalho dos médicos continuará incompetente. Uma das maneiras de promover isso é vincular as verbas federais, que hoje são usadas para subsidiar escolas de medicina e programas de treinamento em residência médica, a uma inclusão obrigatória dos conteúdos relacionados à medicina da adicção.

As recém-criadas bolsas para medicina da adicção constituem um passo em direção a essa meta. São iniciativas que oferecem um treinamento em profundidade em medicina da adicção, abertas a qualquer médico que tenha concluído uma residência em qualquer especialidade de clínica médica, desde cirurgiões de trauma e anestesiologistas a clínicos gerais.[4] As bolsas para medicina da adicção precisam ser expandidas e oferecer um financiamento melhor, e os residentes têm que ser incentivados a participar delas.

A força de trabalho médica em expansão, incluindo enfermeiros e assistentes, que em muitos estados atuam na prática como médicos, deve também ser treinada em medicina da adicção. Uma análise dos prescritores do Medicare em 2013 mostrou quais são as especialidades médicas, em termos de volume, que mais prescrevem analgésicos opioides. A medicina familiar apareceu em primeiro lugar, com 15.312.091 prescrições em um ano, seguida pela medicina interna, com 12.785.839 prescrições. Enfermeiros vieram em terceiro, respondendo por 4.081.282 prescrições, e médicos assistentes em quarto, com 3.089.022 prescrições.[5] Claramente, não podemos nem devemos ignorar essa matéria importante e em expansão entre os profissionais de saúde.

O tratamento da adicção deve ser administrado de acordo com um modelo de cuidados crônicos que priorize a importância do relacionamento médico-paciente e do ambiente terapêutico. Os médicos precisam ser reembolsados não apenas por prescrever medicação, mas também por conversar e orientar seus pacientes. Isso requer mais *tempo com os pacientes* do que os médicos da maioria das organizações de saúde têm à disposição. Tempo com pacientes é o precursor essencial de uma escuta empática, de um julgamento baseado em informações e do poder de cura propiciado pela conexão humana. A questão é como conseguir isso.

▶ Novos modelos para o cuidado

Em 2010, a Kaiser Permanente Medical Group, na Califórnia, identificou oportunidades para melhorar os cuidados com seus pacientes afetados por dor crônica. Cada instalação individual da

Kaiser foi encorajada a desenvolver novos programas que atendessem melhor os pacientes e incrementassem os resultados.

Na unidade Kaiser Santa Clara, Karen Peters, psicóloga clínica do Programa de Dependência Química e Reabilitação, e Barbara Gawehn, enfermeira do Programa de Dor Crônica, uniram-se para compor parte de uma equipe maior e reimaginar como seria o aspecto de um programa nesse sentido e como poderiam desenvolvê-lo. Karen e Barb já haviam trabalhado juntas na Kaiser em um programa de redução de opioides e estavam bem familiarizadas com as questões de mau uso, tolerância, dependência e adicção a opioides prescritos. Também observaram que, depois que se consegue a redução de opioides e os sintomas agudos de abstinência desaparecem, os pacientes na realidade sentem menos dor do que quando tomavam opioides. Ficar sem tomar drogas tornava sua dor mais suportável.

Karen, Barb e sua equipe decidiram que o novo programa usaria métodos não farmacológicos para tratar da dor. Segundo elas, para isso os pacientes têm que parar com os opioides e outras medicações de alteração da mente, entre elas a "maconha medicinal", que pode ofuscar sua capacidade de aprender as técnicas que elas estão planejando ensinar, como mindfulness, a meditação de atenção plena. Portanto, quaisquer pacientes que entrem no programa têm que se dispor a reduzir e parar com os opioides, processo que a equipe acompanha e facilita.

Elas entendem que um programa como esse exige visitas diárias, pelo menos no início, para prover o apoio psicossocial necessário aos pacientes em abstinência e às voltas com a dor na ausência de analgésicos opioides. A ideia é administrar todo o tratamento, incluindo psicoterapia e fisioterapia, sempre em grupo, porque construir uma comunidade de apoio entre pacientes é primordial na nova abordagem. Como Karen disse: "Sei no meu íntimo que o veículo para a mudança é a comunidade terapêutica, é o provedor". Essa ideia de o próprio grupo ser o veículo para a recuperação está profundamente enraizada na filosofia dos Alcoólicos Anônimos e de outros grupos de ajuda mútua orientados à recuperação. A principal diferença aqui é que os provedores são integrados à comunidade e praticam as intervenções junto com os pacientes.

O programa que elas criaram, iniciado em 2011, foi pouco modificado e continua sendo aplicado até hoje. Na primeira fase, que dura três semanas, os pacientes vêm todo dia. Na segunda fase, que dura também três semanas, eles vêm três vezes por semana. Na terceira e última fase, que dura pelo menos um ano, mas pode continuar indefinidamente se os pacientes assim quiserem, é oferecido a eles um cardápio com atividades até três vezes por semana. O programa começa todo dia com cada provedor, entre eles os médicos, e todos os pacientes na sala, participando juntos de uma série de atividades que visam ensinar e curar pacientes e também construir um sentido de comunidade – meditação de atenção plena, *qi gong*, ioga, seminários informativos, terapia comportamental cognitiva, método Feldenkrais e até fisioterapia. Ao compartilharem uma experiência comum, pacientes e provedores constroem uma linguagem comum, que serve para montar uma narrativa da doença cuja essência é que eles precisam "retreinar seu sistema nervoso" para encontrar uma maneira diferente de lidar com a dor.

A Kaiser Santa Clara já orientou centenas de pacientes por meio de seu Programa de Reabilitação da Gestão da Dor, com notáveis transformações na vida dos participantes. Pacientes que eram disfuncionais em razão da dor e não viam a hora de poder tomar seu próximo comprimido estão agora livres de opioides e de outras drogas aditivas e retomaram as rédeas de sua vida. Este programa serve como potencial modelo sobre como ajudar pessoas a se curarem de transtornos biopsicossociais crônicos, como a adicção e a dor crônica.

▸ **Um chamado para a mudança**

Compreender e pôr um fim à epidemia de drogas prescritas é vital para todos nós – médicos, pacientes e seus entes queridos.

Pessoas morrem todos os dias em razão de consequências médicas adversas associadas a drogas prescritas. Mesmo na ausência de danos aos pacientes, os médicos têm a responsabilidade ética de prescrever os medicamentos de maneira segura e criteriosa e de parar de prescrevê-los quando os riscos da droga superam qualquer benefício que se possa antever. Os pacientes têm direito a cuidados de qualidade, mesmo que não sejam os cuidados que eles imaginam precisar. O recurso mais valioso que todo médico tem é seu relacionamento com o paciente. É tempo de repensar de que maneira a medicina deve ser oferecida, a fim de preservar essa relação. A epidemia de drogas prescritas é sintoma de um sistema falho, é um chamado para a mudança não apenas aos pacientes que se tornaram adictos de drogas prescritas, mas a todos eles e a todos os médicos que os tratam. ▪

AGRADECIMENTOS

ESTE LIVRO NÃO TERIA SIDO POSSÍVEL sem a boa vontade de meus pacientes que compartilharam suas histórias. Agradeço-os pela generosidade e coragem. E agradeço também aos diversos profissionais de saúde que aceitaram ser entrevistados; a experiência e os pontos de vista deles enriquecem e dão corpo aos meus.

Tive muitos professores maravilhosos ao longo dos anos. Sou especialmente grata a Keith Humphreys e a John Ruark, que me orientaram, desafiaram e sempre torceram por mim.

Várias pessoas leram todo o manuscrito ou parte dele ao longo da sua elaboração. Meus agradecimentos a meus editores Robin W. Coleman e Barbara Lamb e a vários revisores anônimos da Johns Hopkins University Press. Agradecimentos especiais à minha sogra, Jean Chu, uma das minhas primeiras leitoras, uma fantástica editora e amiga querida.

Minha mais profunda gratidão ao meu marido e aos meus filhos, por me permitirem tempo e um relativo silêncio para trabalhar no livro.

NOTAS

▶ Prefácio à edição brasileira

[1] Krawczyk N, Greene MC, Zorzanelli R, Bastos FI. Rising Trends of Prescription Opioid Sales in Contemporary Brazil, 2009-2015. *Am J Public Health*. 2018 May; 108(5):666-668. doi: 10.2105/AJPH.2018.304341. Epub 2018 Mar 22. PMID: 29565665; PMCID: PMC5888056.

[2] Del Fiol FS, Bergamaschi CC, Lopes LC, Silva MT, Barberato-Filho S. Sales trends of psychotropic drugs in the covid-19 pandemic: A national database study in Brazil. *Front Pharmacol*. 2023 Mar 17; 14:1131357. doi: 10.3389/fphar.2023.1131357. PMID: 37007033; PMCID: PMC10063839.

[3] Patton J, Watson RT. Brazil has morphed into hottest market for obesity drugs. *Mint*. 2018. https://www.livemint.com/Politics/VCy4PJ9qpX-CVnKSwRsYpZM/Brazil-has-morphed-into-hottest-market-for-obesity-drugs.html.

[4] Ribeiro, M., Perrenoud, LO, Duailibi, S. *et al.* The Brazilian Drug Policy Situation: The Public Health Approach Based on Research Undertaken in a Developing Country. *Public Health Rev,* 35, 7 (2013). https://doi.org/10.1007/BF03391706.

[5] Hoefler R, Galvão TF, Ribeiro-Vaz I, Silva MT. Trends in Brazilian market of antidepressants: A five-year dataset analysis. Front Pharmacol. 2022 Oct 4; 13:893891. doi: 10.3389/fphar.2022.893891. PMID: 36267285; PMCID: PMC9577407.

▶ Prólogo

1 *Results from the 2012 National Survey on Drug Use and Health: Summary of National Findings.* Rockville, MD: Substance Abuse and Mental Health Services Administration; 2013. NSDUH Series H-46, HHS Publication Nº (SMA) 13-4795.

2 Paulozzi LJ, Jones CM, Mack K, Rudd R. Vital signs: overdoses of prescription opioid pain relievers – United States, 1999–2008. *MMWR Morb Mortal Wkly Rep.* 2011; 60(43):1487–1492. https://www.cdc.gov/mmwr/preview/mmwrhtml/mm6043a4.htm.

3 Warner M, Chen LH, Makuc DM, Anderson RN, Minino AM. *Drug Poisoning Deaths in the United States, 1980–2008.* Hyattsville, MD: US Department of Health and Human Services, CDC; 2011. NCHS Data Brief No. 81.

4 Chen LH, Hedegaard H, Warner M. Trends in Drug-poisoning Deaths Involving Opioid Analgesics and Heroin: United States, 1999–2012. *MMWR Morb Mortal Wkly Rep.* 2015; 64(32). https://www.cdc.gov/nchs/data/hestat/drug_poisoning/drug_poisoning.htm.

5 Hall AJ, Logan JE, Toblin RL. *et al.* Patterns of abuse among unintentional pharmaceutical overdose fatalities. *JAMA.* 2008; 300(22):2613–2620. http://www.ncbi.nlm.nih.gov/entrez/query.fcgi?cmd=Retrieve&db=PubMed&dopt=Citation&list_uids=19066381.

6 Lader M. Benzodiazepines revisited – will we ever learn? *Addiction.* 2011; 106(12):2086–2109. doi:10.1111/j.1360-0443.2011.03563.x.

7 Paulozzi LJ. Prescription drug overdoses: a review. *J Safety Res.* 2012; 43(4):283–289.

8 Idem.

9 Han B, Compton WM, Jones CM, Cai R. Nonmedical prescription opioid use and use disorders among adults aged 18 through 64 years in the United States, 2003-2013. *JAMA.* 2015;314:1468–1478.

10 *Drug Abuse Warning Network, 2011: National Estimates of Drug-Related Emergency Department Visits.* Rockville, MD: Substance Abuse and Mental Health Services Administration; 2013.

11 Schedules of controlled substances: placement of tramadol into schedule IV. *Drug Enforc Adm Dep Justice.* 2014:2014-15548-; DEA-351. https://www.federalregister.gov/documents/2014/07/02/2014-15548/schedules-of-controlled-substances-placement-of-tramadol-into-schedule-iv

▶ Capítulo 1: O que é adicção

[1] Lembke A. From self-medication to intoxication: time for a paradigm shift. *Addiction.* 2013;108(4):670–671. doi:10.1111/add.12028.

[2] *Diagnostic and Statistical Manual of Mental Disorders.* 5th ed. Washington, DC: American Psychiatric Association; 2013.

[3] Ries RK, Fiellin DA, Miller SC, Saitz R, eds. *The ASAM Principles of Addiction Medicine.* 5th ed. Philadelphia: Lippincot Williams and Wilkins; 2014.

[4] Schultz W. Potential vulnerabilities of neuronal reward, risk, and decision mechanisms to addictive drugs. *Neuron.* 2011; 69(4):603–617. doi:10.1016/j.neuron.2011.02.014.

[5] Kauer JA, Malenka RC. Synaptic plasticity and addiction. *Nat Rev Neurosci.* 2007;8(11):844–858. doi:10.1038/nrn2234.

[6] George O, Le Moal M, Koob GF. Allostasis and addiction: role of the dopamine and corticotropin-releasing factor systems. *Physiol Behav.* 2012; 106(1):58–64. doi:10.1016/j.physbeh.2011.11.004.

[7] Wise R, Koob GF. The development and maintenance of drug addiction. *Neuropsychopharmacology.* 2014;39(2):254–262. doi:10.1038/npp.2013.261.

[8] Schultz W. Potential vulnerabilities of neuronal reward, risk, and decision mechanisms to addictive drugs. *Neuron.* 2011; 69(4):603–617. doi:10.1016/j.neuron.2011.02.014

[9] Peele S. Addiction as a cultural concept. *Ann New York Acad Sci.* 1990; 602:205–220.

[10] Gureje O, Mavreas V, Vazquez-Barquero JL, Janca A. Problems related to alcohol use: a cross-cultural perspective. *Cult Med Psychiatry.* 1997;21(2):199–211. http://www.ncbi.nlm.nih.gov/pubmed/9248678.

[11] Marshall M. *Beliefs, Behaviors, and Alcoholic Beverages: A Cross-Cultural Survey.* Ann Arbor, MI: University of Michigan Press; 1979:451–457.

[12] Kendler KS, Ji J, Edwards AC, Ohlsson H, Sundquist J, Sundquist K. An extended Swedish national adoption study of alcohol use disorder. *JAMA Psychiatry.* 2015;0126. doi:10.1001/jamapsychiatry.2014.2138.

[13] Fabbri C, Marsano A, Serretti A. Genetics of serotonin receptors and depression: state of the art. *Curr Drug Targets.* 2013;14(5):531–548. http:// www.ncbi.nlm.nih.gov/pubmed/23547754.

[14] Iacono WG, Malone SM, McGue M. Behavioral disinhibition and the development of early-onset addiction: common and specific influences. *Annu Rev Clin Psychol.* 2008;4:325–348. doi:10.1146/annurev.clinpsy.4.022007.141157.

[15] Fabbri C, Marsano A, Serretti A. Genetics of serotonin receptors and depression: state of the art. *Curr Drug Targets.* 2013;14(5):531–548. http:// www.ncbi.nlm.nih.gov/pubmed/23547754.

[16] Vrieze SI, Feng S, Miller MB, *et al.* Rare nonsynonymous exonic variants in addiction and behavioral disinhibition. *Biol Psychiatry.* 2013. doi:10.1016/j.biopsych.2013.08.027.

[17] Hicks BM, Iacono WG, McGue M. Index of the transmissible common liability to addiction: heritability and prospective associations with substance abuse and related outcomes. *Drug Alcohol Depend.* 2012; 123(suppl): S18–S23. doi:10.1016/j.drugalcdep.2011.12.017.

[18] Acton GS. Measurement of impulsivity in a hierarchical model of personality traits: implications for substance use. *Subst Use Misuse.* 2003; 38:67–83. doi:10.1081/JA-120016566.

[19] Fabbri C, Marsano A, Serretti A. Genetics of serotonin receptors and depression: state of the art. *Curr Drug Targets.* 2013;14(5):531–548. http:// www.ncbi.nlm.nih.gov/pubmed/23547754.

[20] Castellanos-Ryan N, O'Leary-Barrett M, Conrod PJ. Substance-use in childhood and adolescence: a brief overview of developmental processes and their clinical implications. *J Can Acad Child Adolesc Psychiatry.* 2013;22(1):41–46. http://www.ncbi.nlm.nih.gov/pubmed/23390432.

[21] McGloin JM, Sullivan CJ, Thomas KJ. Peer influence and context: the interdependence of friendship groups, schoolmates and network density in predicting substance use. *J Youth Adolesc.* 2014;43(9):1436–1452. doi:10.1007/s10964-014-0126-7.

[22] Clark HK, Shamblen SR, Ringwalt CL, Hanley S. Predicting high risk adolescents' substance use over time: the role of parental monitoring. *J Prim Prev.* 2012;33:67–77. doi:10.1007/s10935-012-0266-z.

[23] Dishion TJ, McMahon RJ. Parental monitoring and the prevention of child and adolescent problem behavior: a conceptual and empirical formulation. *Clin Child Fam Psychol Rev.* 1998;1:61–75. doi:10.1023/A:1021800432380.

[24] Loveland-Cherry CJ. Family interventions to prevent substance abuse: children and adolescents. *Annu Rev Nurs Res.* 2000;18:195–218. http://www.ncbi.nlm.nih.gov/pubmed/10918937.

[25] Broning S, Kumpfer K, Kruse K, *et al.* Selective prevention programs for children from substance-affected families: a comprehensive systematic review. *Subst Abuse Treat Prev Policy.* 2012;7:23. doi:10.1186/1747-597X-7-23.

[26] Robins LN, Slobodyan S. Post-Vietnam heroin use and injection by returning US veterans: clues to preventing injection today. *Addiction.* 2003; 98:1053–1060. doi:10.1046/j.1360-0443.2003.00436.x.

[27] Paulozzi LJ, Mack KA, Hockenberry JM. Vital signs: variation among states in prescribing of opioid pain relievers and benzodiazepines: United States, 2012. *Morb Mortal Wkly Rep.* 2014;63(26):563–568. http://www.cdc.gov/mmwr/preview/mmwrhtml/mm6326a2.htm.

[28] *Results from the 2012 National Survey on Drug Use and Health: Summary of National Findings.* Rockville, MD: Substance Abuse and Mental Health Services Administration; 2013.

[29] McDonald DC, Carlson K, Izrael D. Geographic variation in opioid prescribing in the U.S. *J Pain.* 2012;13(10):988–996. doi:10.1016/j.jpain.2012.07.007.

[30] Wise R, Koob GF. The development and maintenance of drug addiction. *Neuropsychopharmacology.* 2014;39(2):254–262. doi:10.1038/npp.2013.261.

[31] Humphreys K. *Circles of Recovery: Self-Help Organizations for Addictions* (Edwards G, ed.). Cambridge: Cambridge University Press; 2004.

[32] Project MATCH RG. Matching alcoholism treatments to client heterogeneity: Project MATCH posttreatment drinking outcomes. *J Stud Alcohol.* 1997;58:7–29.

[33] Kelly JF, Hoeppner B, Stout RL, Pagano M. Determining the relative importance of the mechanisms of behavior change within Alcoholics Anonymous: a multiple mediator analysis. *Addiction.* 2012;107(2):289–299. doi:10.1111/j.1360-0443.2011.03593.x.

[34] Sobell LC, Cunningham JA, Sobell MB. Recovery from alcohol problems with and without treatment: prevalence in two population surveys. *Am J Public Health.* 1996;86:966–972.

▶ Capítulo 2: Drogas prescritas

1. Steketee JD, Kalivas PW. Drug wanting: behavioral sensitization and relapse to drug-seeking behavior. *Pharmacol Rev.* 2011;63(2):348-365. doi:10.1124/pr.109.001933.

2. Nestler EJ. Is there a common molecular pathway for addiction? *Nat Neurosci.* 2005;8(11):1445-1449. doi:10.1038/nn1578.

3. Cadoni C, Pisanu A, Solinas M, Acquas E, Di Chiara G. Behavioural sensitization after repeated exposure to Delta 9-tetrahydrocannabinol and cross-sensitization with morphine. *Psychopharmacol.* 2001; 158(3):259-266. doi:10.1007/s002130100875.

4. Weisner CM, Campbell CI, Ray GT, *et al.* Trends in prescribed opioid therapy for non-cancer pain for individuals with prior substance use disorders. *Pain.* 2009; 145(3):287-293. doi:10.1016/j.pain.2009.05.006.

5. Beauchamp G, Winstanley EL, Ryan S, Lyons MS. Moving beyond misuse and diversion: the urgent need to consider the role of iatrogenic addiction in the current opioid epidemic. *Am J Public Health.* 2014;104(11):2023-2029. doi:10.2105/AJPH.2014.302147.

6. Porter J, Jick H. Addiction rare in patients treated with narcotics. *N Engl J Med.* 1980;302(2):123.

7. Martell BA, O'Connor PG, Kerns RD, Al E. Systematic review: opioid treatment for chronic back pain: prevalence, efficacy, and association with addiction. *Ann Intern Med.* 2007;146(2):116-127.

8. Wagner FA, Anthony JC. Into the world of illegal drug use: exposure opportunity and other mechanisms linking the use of alcohol, tobacco, marijuana, and cocaine. *Am J Epidemiol.* 2002;155:918-925. doi:10.1093/aje/155.10.918.

9. Kandel DB, Jessor R. The Gateway Hypothesis revisited. In: Kandel DB, ed. *Stages and Pathways of Drug Involvement: Examining the Gateway Hypothesis.* Cambridge: Cambridge University Press; July 2009:365-372.

10. Taub RS. *God of Our Understanding: Jewish Spirituality and Recovery from Addiction.* Jersey City, NJ: KTAV Publishing House; 2011.

11. *Results from the 2012 National Survey on Drug Use and Health: Summary of National Findings.* Rockville, MD: Substance Abuse and Mental Health Services Administration; 2013.

[12] Crews F, He J, Hodge C. Adolescent cortical development: a critical period of vulnerability for addiction. *Pharmacol Biochem Behav.* 2007;86(2):189-199. doi:10.1016/j.pbb.2006.12.001.

[13] Selemon LD. A role for synaptic plasticity in the adolescent development of executive function. *Transl Psychiatry.* 2013;3:e238. doi:10.1038/tp.2013.7.

[14] Forman RF, Marlowe DB, McLellan T. The Internet as a source of drugs of abuse. *Curr Psychiatry Rep.* 2006;8(5):377–382. doi:10.1007/s11920-006-0039-6.

[15] Idem.

[16] Walsh C, Phil M. Drugs, the Internet and change. *J Psychoactive Drugs.* 2011; 43(March):55-63. doi:10.1080/02791072.2011.56650.

[17] The National Center on Addiction and Substance Abuse (CASA). You've Got Drugs! Prescription Drug Pushers on the Internet. 2008. https://www.ojp.gov/ncjrs/virtual-library/abstracts/youve-got-drugs-prescription-drug-pushers-internet.

[18] McCarthy M. Illicit drug use in the US holds steady, but heroin use is on rise. *BMJ.* 2013; 347(September):f5544. doi:10.1136/bmj.f5544.

[19] Lankenau SE, Teti M, Silva K, Jackson Bloom J, Harocopos A, Treese M. Initiation into prescription opioid misuse amongst young injection drug users. *J Drug Policy.* 2012;23(1):37-44.

[20] Cicero TJ, Ellis MS, Surratt HL, Kurtz SP. The changing face of heroin use in the United States: a retrospective analysis of the past 50 years. *JAMA Psychiatry.* 2014. doi:10.1001/jamapsychiatry.2014.366.

▷ Capítulo 3: A dor é perigosa, a diferença é uma psicopatologia

[1] Bruner J. Life as narrative. *Soc Res (New York).* 2004;71:691-711. https://www.jstor.org/stable/40970444.

[2] Hacking I. The looping effects of human kind. In: Sperber D, ed. *Causal Cognition: A Multidisciplinary Debate.* Oxford: Clarendon Press; 1996.

[3] Meldrum ML. A capsule history of pain management. *JAMA.* 2003;290(18): 2470-2475. doi:10.1001/jama.290.18.2470.

[4] Idem.

[5] Woolf CJ. Central sensitization: implications for the diagnosis and treatment of pain. *Pain.* 2012;152(3)(suppl):1-31. doi:10.1016/j.pain.2010.09.030.Central.

[6] National Institute on Drug Abuse. Prescription drug abuse. *Res Rep Ser.* 2014. NIH Publication nº 15-4881.

[7] Robison LM, Sclar DA, Skaer TL, Galin RS. National trends in the prevalence of attention-deficit/hyperactivity disorder and the prescribing of methylphenidate among school-age children: 1990-1995. *Clin Pediatr (Phila).* 1999;38(4):209-217. doi:10.1177/000992289903800402.

[8] Szasz T. *The Myth of Mental Illness: Foundations of a Theory of Personal Conduct.* New York, NY: Harper Perennial; 1961.

[9] Clarke L. Sacred radical of psychiatry. *J Psychiatr Ment Health Nurs.* 2007;14(5):446–453. doi:10.1111/j.1365-2850.2007.01103.x.

[10] The diagnostic status of homosexuality in DSM-III: a reformulation of the issues. *Am J Psychiatry.* 1981; 138(2):210–215. doi:10.1176/ajp.138.2.210.

[11] Luhrmann T. *Of Two Minds: The Growing Disorder in American Psychiatry.* Nova York, NY: Alfred A Knopf; 2000.

[12] Gu Q, Dillon CF, Burt VL. Prescription drug use continues to increase: U.S. prescription drug data for 2007–2008. *NCHS Data Brief.* 2010; No. 42:1-8.

[13] Drugfree.org. 2012 Partnership Attitude Tracking Study; 2013. http://www.drugfree.org/wp-content/uploads/2013/04/PATS-2012-FULL-REPORT2.pdf. Acessado em 16 de dezembro de 2013.

[14] Garnier-Dykstra LM, Caldeira KM, Vincent KB, O'Grady KE, Arria A. Nonmedical use of prescription stimulants during college: four-year trends in exposure opportunity, use, motives, and sources. *J Am Coll Health.* 2012;60(3):226.

[15] Setlik J, Bond GR, Ho M. Adolescent prescription ADHD medication abuse is rising along with prescriptions for these medications. *Pediatrics.* 2009; 124(3):875-880. doi:10.1542/peds.2008-0931.

[16] Manchikanti L. National drug control policy and prescription drug abuse: facts and fallacies. *Pain Physician.* 2007;10(3):399-424.

[17] Smith ME, Farah MJ. Are prescription stimulants "smart pills"? the epidemiology and cognitive neuroscience of prescription stimulant use

by normal healthy individuals. *Psychol Bull.* 2011;137(5):717–741. doi:10.1037/a0023825.

[18] Kureishi H. The art of distraction. *New York Times.* February 18, 2012.

[19] Lembke A. Time to abandon the self-medication hypothesis in patients with psychiatric disorders. *Am J Drug Alcohol Abuse.* 2012;38(6):524-529. doi:10.3109/00952990.2012.694532.

▶ Capítulo 4: As Big Pharma e a medicina padrão

[1] Zimmermann M. [History of pain treatment from 1500 to 1900]. *Schmerz.* 2007;21(4):297–306. doi:10.1007/s00482-007-0573-0.

[2] Meldrum ML. *Progress in Pain Research and Management,* V. 25. Seattle, WA: IASP Press; 2003.

[3] Agrawal S, Brennan N, Budetti P. The Sunshine Act: effects on physicians. *N Engl J Med.* 2013;368(22):2054–2057. doi:10.1056/NEJMp1303523.

[4] Wazana A. Physicians and the pharmaceutical industry: is a gift ever just a gift? *JAMA.* 2000;283(3):373-380. doi.org/10.1001/jama.283.3.373. http://dx.doi.org/10.1001/jama.283.3.373.

[5] Agrawal S, Brennan N, Budetti P. The Sunshine Act: effects on physicians. *N Engl J Med.* 2013;368(22):2054–2057. doi:10.1056/NEJMp1303523.

[6] Meier B. *Pain Killer: A Wonder Drug's Trail of Addiction and Death.* Nova York: St. Martin's Press, 2003.

[7] Hegmann KT, Weiss MS, Bowden K, *et al.* ACOEM practice guidelines: opioids for treatment of acute, subacute, chronic, and postoperative pain. *JOEM.* 2014;56(12):143-159. doi:10.1097/JOM.0000000000000352.

[8] Agency for Healthcare Research and Quality. The effectiveness and risks of long-term opioid treatment of chronic pain. *Evid Rep Technol Assess.* 2014; nº 218. http://www.ncbi.nlm.nih.gov/books/NBK258809/.

[9] Lee M, Silverman SM, Hansen H, Patel VB, Manchikanti L. A comprehensive review of opioid-induced hyperalgesia. *Pain Physician.* 2011;14(2):145-161. http://www.ncbi.nlm.nih.gov/pubmed/21412369.

[10] Chu LF, Clark DJ, Angst MS. Opioid tolerance and hyperalgesia in chronic pain patients after one month of oral morphine therapy: a preliminary prospective study. *J Pain.* 2006;7(1):43-48. doi:10.1016/j.jpain.2005.08.001.

[11] Agency for Healthcare Research and Quality. The effectiveness and risks of long-term opioid treatment of chronic pain. *Evid Rep Technol Assess.* 2014;No. 218. http://www.ncbi.nlm.nih.gov/books/NBK258809/.

[12] Portenoy RK, Foley KM. Chronic use of opioid analgesics in non-malignant pain: report of 38 cases. *Pain.* 1986;25(2):171–186.

[13] Idem.

[14] Sullivan MD, Howe CQ. Opioid therapy for chronic pain in the United States: promises and perils. *Pain.* 2013; 154(suppl):S94–S100. doi:10.1016/j.pain.2013.09.009.

[15] Meier B. *Pain Killer: A Wonder Drug's Trail of Addiction and Death.* New York, NY: St. Martin's Press; 2003.

[16] Porter J, Jick H. Addiction rare in patients treated with narcotics. *N Engl J Med.* 1980;302(2):123.

[17] Meier B. *Pain Killer: A Wonder Drug's Trail of Addiction and Death.* New York, NY: St. Martin's Press; 2003.

[18] Weissman DE, Haddox JD. Opioid pseudoaddiction – an iatrogenic syndrome. *Pain.* 1989;36:363–366.

[19] Entrevista com Dr. Russell Portenoy. *Physicians Responsible Opioid Prescribing.* https://www.youtube.com/watch?v=DgyuBWN9D4w. Acessado em 2 de setembro de 2015.

[20] Porter J, Jick H. Addiction rare in patients treated with narcotics. *N Engl J Med.* 1980;302(2):123.

[21] Entrevista com Dr. Russell Portenoy. *Physicians Responsible Opioid Prescribing.* https://www.youtube.com/watch?v=DgyuBWN9D4w. Acessado em 2 de setembro de 2015.

[22] Ornstein C, Weber T. American Pain Foundation shuts down as senators launch an investigation of prescription narcotics. *ProPublica*, May 8, 2012. https://www.propublica.org/article/senate-panel-investigates-drug-company-ties-to-pain-groups. Acessado em 20 de março de 2016.

[23] The use of opioids for the treatment of chronic pain: a consensus statement from the American Academy of Pain Medicine and the American Pain Society. *Clin J Pain.* 1997;13(1).

[24] Pizzo P. Relieving pain in America: a blueprint for transforming prevention, care, education, and research. *Inst Med.* June 2011:382. doi:10.3109/1 5360288.2012.678473.

[25] Manchikanti L, Singh A. Therapeutic opioids: a ten-year perspective on the complexities and complications of the escalating use, abuse, and nonmedical use of opioids. *Pain Physician*. 2008;11:S63–S88.

[26] International Association for the Study of Pain. Declaration that access to pain management is a fundamental human right. *Declaration of Montreal*. http://www.iasp-pain.org/DeclarationofMontreal. Acessado em 2 de setembro de 2015.

[27] Meier B. *Pain Killer: A Wonder Drug's Trail of Addiction and Death*. New York, NY: St. Martin's Press; 2003.

[28] The Joint Commission. http://www.jointcommission.org/. Acessado em 2 de setembro de 2015.

[29] Vila HJ, Smith RA, Augustyniak MJ. The efficacy and safety of pain management before and after implementation of hospital-wide pain management standards: is patient safety compromised by treatment based solely on numerical pain ratings? *Anesth Analg*. 2005;101:474–480.

[30] Frasco PE, Sprung J, Trentman TL. The impact of The Joint Commission for accreditation of healthcare organizations pain initiative on perioperative opiate consumption and recovery room length of stay. *Anesth Analg*. 2005;100:162–168.

[31] GAO. Prescription OxyContin abuse and diversion and efforts to address the problem. *J Pain Palliat Care Pharmacother*. 2003;18(3):109–113. doi:10.1300/J354v18n03_12.

[32] Catan T, Perez E. A pain drug champion has second thoughts. *Wall Street Journal*. December 17, 2012.

[33] GAO. Prescription OxyContin abuse and diversion and efforts to address the problem. *J Pain Palliat Care Pharmacother*. 2003;18(3):109113. doi:10.1300/J354v18n03_12.

[34] The Joint Commission. Sentinel Event Alert Issue 49: Safe use of opioids in hospitals. http://www.jointcommission.org/sea_issue_49/.

[35] Fauber J. FDA and pharma: emails raise pay-for-play concerns. *Sentinall MedPage Today*. https://www.medpagetoday.com/painmanagement/painmanagement/42103.

[36] Juurlink DN, Dhalla IA, Nelson LS. Improving opioid prescribing: the New York City recommendations. *JAMA*. 2013;309(9):879–880.

[37] Idem.

▶ Capítulo 5: O paciente que procura droga

[1] McDonald DC, Carlson KE. Estimating the prevalence of opioid diversion by "doctor shoppers" in the United States. *PLoS One.* 2013;8(7):e69241. doi: 10.1371/journal.pone.0069241.

[2] Wise R, Koob GF. The development and maintenance of drug addiction. *Neuropsychopharmacology.* 2014;39(2):254–262. doi:10.1038/npp.2013.261.

[3] Dole VP, Nyswander ME. Heroin addiction – a metabolic disease. *Arch Intern Med.* 1967;120(1):19–24. http://dx.doi.org/10.1001/archinte.1967.00300010021004.

[4] Strang J, Babor T, Caulkins J, Fischer B, Foxcroft D, Humphreys K. Drug policy and the public good: evidence for effective interventions. *Lancet.* 2012; 379(9810):71–83. doi:10.1016/S0140-6736(11)61674-7.

[5] Gjersing L, Bretteville-Jensen AL. Is opioid substitution treatment beneficial if injecting behaviour continues? *Drug Alcohol Depend.* 2013;133: 121–126.

[6] Lynch FL, McCarty D, Mertens J, *et al.* Costs of care for persons with opioid dependence in commercial integrated health systems. *Addict Sci Clin Pract.* 2014;9(1):16. doi:10.1186/1940-0640-9-16.

[7] Lofwall MR, Martin J, Tierney M, Fatséas M, Auriacombe M, Lintzeris N. Buprenorphine diversion and misuse in outpatient practice. *J Addict Med.* 2014;8(5):327–332. doi:10.1097/ADM.0000000000000029.

[8] Axelrod R. *The Evolution of Cooperation.* New York, NY: Basic Books Inc; 1984.

[9] Axelrod R. Effective choice in the prisoner's dilemma. *J Conflict Resolut.* 1980; 24(1):3–25.

[10] Strang J, Babor T, Caulkins J, Fischer B, Foxcroft D, Humphreys K. Drug policy and the public good: evidence for effective interventions. *Lancet.* 2012;379(9810):71–83. doi:10.1016/S0140-6736(11)61674-7.

▶ Capítulo 6: O paciente profissional

[1] Parsons T. The sick role and the role of the physician reconsidered. *Millbank Mem Fund Q Health Soc.* 1975;53(3):257–278.

2 Autor DH, Duggan MG. The growth in the Social Security disability rolls: a fiscal crisis unfolding. *J Econ Perspect.* 2006;20(3):71–96.

3 Laffaye C, Rosen CS, Schnurr PP, Friedman MJ. Does compensation status influence treatment participation and course of recovery from posttraumatic stress disorder? *Mil Med.* 2007;172(10):1039–1045.

4 Autor DH, Duggan MG. The growth in the Social Security disability rolls: a fiscal crisis unfolding. *J Econ Perspect.* 2006;20(3):71–96.

5 Idem.

6 Angrist JD, Chen SH, Frandsen BR. Did Vietnam veterans get sicker in the 1990s? The complicated effects of military service on self-reported health. *J Public Econ.* 2010;94:824–837.

7 Rosenheck R, Fontana AF. Recent trends in VA treatment of post-traumatic stress disorder and other mental disorders. *Health Aff. 2007*; 26:1720–1727.

8 Wen P. A legacy of unintended side effects. *Boston Globe.* December 12,2010.

9 Fassin D, Rechtman R. *The Empire of Trauma: An Inquiry into the Condition of Victimhood.* Princeton, NJ: Princeton University Press; 2009.

10 Laffaye C, Rosen CS, Schnurr PP, Friedman MJ. Does compensation status influence treatment participation and course of recovery from posttraumatic stress disorder? *Mil Med.* 2007;172(10):1039–1045.

11 Wen P. A legacy of unintended side effects. *Boston Globe.* December 12, 2010.

12 Mack K, Zhang K, Paulozzi L, Jones C. Prescription practices involving opioid analgesics among Americans with Medicaid, 2010. *J Health Care Poor Underserved.* 2015;26(1):182–198. doi:10.1353/hpu.2015.0009.

13 Idem.

14 Frueh BC, Grubaugh AL, Elhai JD, Buckley TD. US Department of Veterans Affairs Disability policies for posttraumatic stress disorder: administrative trends and implications for treatment, rehabilitation, and research. *Am J Public Health* 2007;97(12):2143–2145.

15 Seal KH, Shi Y, Cohen G, *et al.* Association of mental health disorders with prescription opioids and high-risk opioid use in US veterans of Iraq and Afghanistan. *JAMA.* 2012;307(9):940–947.

16 Wilkinson R, Marmot M. *Social Determinants of Health: The Solid Facts.* 2nd ed. Copenhagen: World Health Organization; 2003.

17 Autor DH, Duggan MG. The growth in the Social Security disability rolls: a fiscal crisis unfolding. *J Econ Perspect.* 2006;20(3):71–96.

18 Davis JE. Victim narratives and victim selves: false memory syndrome and the power of accounts. *Soc Probl.* 2005;52(4):529–548.

19 Fassin D, Rechtman R. *The Empire of Trauma: An Inquiry into the Condition of Victimhood.* Princeton, NJ: Princeton University Press; 2009.

20 Hacking I. Making up people. *London Rev Books.* 2006;28(16).

21 Children and Adults with Attention Deficit Disorder (CHADD). www.chadd.org. Acessado em 1º de agosto de 2015.

22 Frueh BC, Grubaugh AL, Elhai JD, Buckley TD. US Department of Veterans Affairs Disability policies for posttraumatic stress disorder: administrative trends and implications for treatment, rehabilitation, and research. *Am J Public Health* 2007;97(12):2143–2145.

23 Autor D, Duggan M. Supporting work: a proposal for modernizing the US disability insurance system. *Cent Am Prog Hamilt Proj.* December 2010. https://www.brookings.edu/wp-content/uploads/2016/06/12_disability_insurance_autor.pdf

▶ Capítulo 7: O médico compassivo, a ferida narcísica e a defesa primitiva

1 Kohut H. *The Kohut Seminars: On Self Psychology and Psychotherapy with Adolescents and Young Adults* (Elson M, ed.). New York, NY: W W Norton; 1987.

2 Buber M. *I and Thou.* New York, NY: Charles Scribner's Sons; 1937.

3 Vaillant GE, Bond M, Vaillant CO. An empirically validated hierarchy of defense mechanisms. *Arch Gen Psychiatry.* 1986;43(8):786–794.

4 Perrone J, Nelson LS. Medication reconciliation for controlled substances – an "ideal" prescription-drug monitoring program. *N Engl J Med.* 2012; 366(25):2341–2343. doi:10.1056/NEJMp1204493.

5 Center of Excellence Brandeis University Briefing on PDMP Effectiveness; 2013. www.pdmpexcellence.org.

[6] Compton WM, Jones CM, Baldwin GT. Relationship between nonmedical prescription-opioid use and heroin use. *N Engl J Med.* 2016;374:154–163.

▶ Capítulo 8: Fábricas de comprimidos e a Toyotização da medicina

[1] Silvestrini E. Florida heals from pill mill epidemic. *Tampa Tribune.* August 30, 2014.

[2] Idem.

[3] Imai M. *Kaizen: The Key to Japan's Competitive Success.* New York, NY: McGraw-Hill Education; 1986.

[4] Deaton JP. How automotive production lines work. *HowStuffWorks.com.* http://auto.howstuffworks.com/under-the-hood/auto-manufacturing/automotive-production-line.htm. Acessado em 6 de junho de 2015.

[5] Kocher R, Sahni N. Hospitals' race to employ physicians – the logic behind a money-losing proposition. *N Engl J Med.* 2011:1790–1793.

[6] Sinsky CA, Dugdale DC. Medicare payment for cognitive vs. procedural care: minding the gap. *JAMA Intern Med.* 2013.

[7] Williams B. Patient satisfaction: a valid concept? *Soc Sci Med.* 1994;38(4): 509–516.

[8] Press Ganey. http://www.pressganey.com/. Acessado em 9 de setembro de 2015.

[9] Fenton JJ, Jerant F, Bertakis KD, Franks P. The cost of satisfaction: a national study of patient satisfaction, health care utilization, expenditures, and mortality. *Arch Intern Med.* 2012;172(5):405–411. doi:10.1001/archin ternmed.2011.1662.

[10] Nelson EC, Larson C. Patients' good and bad surprises: how do they relate to overall patient satisfaction? *Qual Rev Bull.* 1993;3(89).

[11] King R. Obamacare program may be linked to ER opioid prescriptions. *Washington Examiner.* May 7, 2015.

[12] Frankt AB, Bagley N. Protection or harm? Suppressing substance use data. *N Engl J Med.* 2015 May 14;372(20):1879–1881.

[13] Chen JH, Humphreys K, Shah NH, Lembke A. Distribution of opioids by different types of Medicare prescribers. *JAMA Intern Med.* December 2015:1–3. http://dx.doi.org/10.1001/jamainternmed.2015.6662.

Capítulo 9: Adicção: a doença que os planos de saúde ainda não pagam para os médicos tratarem

1. Rush B. *An Inquiry Into the Effects of Ardent Spirits Upon the Human Body and Mind: With an Account of the Means of Preventing, and of the Remedies for Curing Them.* Exeter, NH: Josiah Richardson Bookseller; 1819.

2. White WL. *Slaying the Dragon: The History of Addiction Treatment and Recovery in America.* Bloomington, IL: Chestnut Health Systems; 1998.

3. The National Center on Addiction and Substance Abuse. Addiction medicine: closing the gap between science and practice; 2012. https://drugfree.org/reports/addiction-medicine-closing-the-gap-between-science-and-practice/.

4. Idem.

5. Idem.

6. Idem.

7. McLellan AT, Lewis DC, O'Brien CP, Kleber HD. Drug dependence, a chronic medical illness: implications for treatment, insurance, and outcomes evaluation. *JAMA*. 2000;284:1689–1695. doi:10.1001/jama.284.13.1689.

8. Strang J, Babor T, Caulkins J, Fischer B, Foxcroft D, Humphreys K. Drug policy and the public good: evidence for effective interventions. *Lancet*. 2012;379(9810):71–83. doi:10.1016/S0140-6736(11)61674-7.

9. The National Center on Addiction and Substance Abuse. Addiction medicine: closing the gap between science and practice; 2012. https://drugfree.org/reports/addiction-medicine-closing-the-gap-between-science-and-practice/.

10. Iacono WG, Malone SM, McGue M. Behavioral disinhibition and the development of early-onset addiction: common and specific influences. *Annu Rev Clin Psychol*. 2008;4:325–348. doi:10.1146/annurev.clinpsy.4.022007.141157.

11. Vrieze SI, Feng S, Miller MB, *et al*. Rare nonsynonymous exonic variants in addiction and behavioral disinhibition. *Biol Psychiatry*. 2013. doi:10.1016/j.biopsych.2013.08.027.

[12] Hicks BM, Iacono WG, McGue M. Index of the transmissible common liability to addiction: heritability and prospective associations with substance abuse and related outcomes. *Drug Alcohol Depend.* 2012;123(suppl): S18–S23. doi:10.1016/j.drugalcdep.2011.12.017.

[13] Acton GS. Measurement of impulsivity in a hierarchical model of personality traits: implications for substance use. *Subst Use Misuse.* 2003;38:67–83. doi:10.1081/JA-120016566.

[14] Umberg EN, Shader RI, Hsu LKG, Greenblatt DJ. From disordered eating to addiction: the "food drug" in bulimia nervosa. *J Clin Psychopharmacol.* 2012;32:376–389. doi:10.1097/00132586-200108000-00061.

[15] Hernandez L, Hoebel BG. Food reward and cocaine increase extracellular dopamine in the nucleus accumbens as measured by microdialysis. *Life Sci.* 1988;42:1705–1712. doi:10.1016/0024-3205(88)90036-7.

[16] Avena NM, Bocarsly ME. Dysregulation of brain reward systems in eating disorders: neurochemical information from animal models of binge eating, bulimia nervosa, and anorexia nervosa. *Neuropharmacol.* 2012;63:87–96. doi:10.1016/j.neuropharm.2011.11.010.

[17] Duhigg C. *The Power of Habit: Why We Do What We Do in Life and Business.* New York, NY: Random House; 2012.

[18] Ahmed SH. Imbalance between drug and non-drug reward availability: a major risk factor for addiction. *Eur J Pharmacol.* 2005;526(1–3):9–20. doi:10.1016/j.ejphar.2005.09.036.

[19] Campbell UC, Carroll ME. Acquisition of drug self-administration: environmental and pharmacological interventions. *Exp Clin Psychopharmacol.* 2000;8:312–325. doi:10.1037/1064-1297.8.3.312.

[20] Fischer B, Rehm J, Patra J, Firestone CM. Changes in illicit opioid use profiles across Canada. *CMAJ.* 2006;175:1–3.

[21] Davis W, Johnson B. Prescription opioid use, misuse, and diversion among street drug users in New York City. *Drug Alcohol Depend.* 2008;92:267–276.

[22] McLellan AT, Lewis DC, O'Brien CP, Kleber HD. Drug dependence, a chronic medical illness: implications for treatment, insurance, and outcomes evaluation. *JAMA.* 2000;284:1689–1695. doi:10.1001/jama.284.13.1689.

[23] Kauer JA, Malenka RC. Synaptic plasticity and addiction. *Nat Rev Neurosci.* 2007;8(11):844–858. doi:10.1038/nrn2234.

24 Drury B, Gelzer R, Trites P, Paul GT. Electronic health records systems: testing the limits of digital records' reliability and trust. *Ave Maria Law Rev.* 2014:257–276.

▷ Capítulo 10: Interrompendo o ciclo de prescrição compulsiva

1   Humphreys K. An overdose antidote goes mainstream. *Health Aff.* 2015; 34(10):1624–1627. doi:10.1377/hlthaff.2015.0934.

2   Center of Excellence Brandeis University Briefing on PDMP Effectiveness; 2013. www.pdmpexcellence.org.

3   Rudd RA, Aleshire N, Zibbell JE, Gladden RM. Increases in drug and opioid overdose deaths – United States, 2000–2014. *MMWR Morb Mortal Wkly Rep.* 2016;64:1378–1382. https://pubmed.ncbi.nlm.nih.gov/26720857/.

4   Wood E, Samet JH, Volkow ND. Physician education in addiction medicine. *JAMA.* 2013;310(16):1673–1674. doi:10.1001/jama.2013.280377.

5   Chen JH, Humphreys K, Shah NH, Lembke A. Distribution of opioids by different types of medicare prescribers. *JAMA Intern Med.* December 2015:1–3. http://dx.doi.org/10.1001/jamainternmed.2015.6662.

Este livro foi composto com tipografia Adobe Garamond Pro e
impresso em papel Off-White 80 g/m² na Gráfica Santa Marta.